中 医 四 小 经 典
全 | 本 | 全 | 译 | 全 | 注

# 医学三字经

## 全本全译全注

吴少祯◎**译注**

中国健康传媒集团
中国医药科技出版社

# 内容提要

《医学三字经》为清代陈修园所著，是一部理论与实践相结合的中医经典著作。全书用三字韵语文体写成，朗朗上口，便于诵读记忆。本书在忠实著作原文的基础上，对原文进行注音、注释和白话解，其中白话解通俗易懂，在词义、句式、词序上与经文相互对应；对于文中出现的冷僻费解或具有特定含义的字词、术语等内容，添加了注音和注释。此外，本书采用了原文和白话解左右对应的排版形式，便于读者更直观地阅读学习。本书是《医学三字经》的通俗性读本，适合中医药院校学生、中医药从业者及广大中医药爱好者阅读。

## 图书在版编目（CIP）数据

医学三字经全本全译全注/吴少祯译注.—北京：中国医药科技出版社，2021.8

（中医四小经典全本全译全注）

ISBN 978-7-5214-2601-4

Ⅰ.①医…　Ⅱ.①吴…　Ⅲ.①中医学-临床医学　②《医学三字经》-译文　③《医学三字经》-注释　Ⅳ.①R24-49

中国版本图书馆CIP数据核字（2021）第127045号

| | |
|---|---|
| 美术编辑 | 陈君杞 |
| 版式设计 | 友全图文 |
| 出版 | 中国健康传媒集团｜中国医药科技出版社 |
| 地址 | 北京市海淀区文慧园北路甲22号 |
| 邮编 | 100082 |
| 电话 | 发行：010-62227427　邮购：010-62236938 |
| 网址 | www.cmstp.com |
| 规格 | 787×1092mm $\frac{1}{16}$ |
| 印张 | 10 |
| 字数 | 192千字 |
| 版次 | 2021年8月第1版 |
| 印次 | 2024年3月第2次印刷 |
| 印刷 | 大厂回族自治县彩虹印刷有限公司 |
| 经销 | 全国各地新华书店 |
| 书号 | ISBN 978-7-5214-2601-4 |
| 定价 | 35.00元 |

获取新书信息、投稿、为图书纠错，请扫码联系我们。

# 出版者的话

中医学是中国优秀文化的重要组成部分，传承发展中医药事业是适应时代发展要求的历史使命。中医古籍经典是中医药学发展的根基，中医临床则是其长久发展的核心力量。传承中医，要从读经典入手，文以载道，"自古医家出经典"，中医传统思维尽在于医籍，因此经典要读。

《汤头歌诀》《医学三字经》《药性歌括四百味》《濒湖脉学》并称为中医学四小经典著作，几千年来在中医界有着崇高的地位，是后世所有医书所不能取代的，备受历代医家重视，也是现今中医学者必读的经典著作。

由于经典著作成书较早，文字古奥，语句艰深，为了让现代读者更好地古为今用、理解其核心要义，我社组织出版了"中医四小经典全本全译全注"丛书。本套丛书分为《汤头歌诀全本全译全注》《医学三字经全本全译全注》《药性歌括四百味全本全译全注》《濒湖脉学全本全译全注》4个分册。各分册主要包括原文、白话解、注音、注释等内容。其中原文选择公认的善本为蓝本；白话解通俗易懂，在词义、句式、词序上与经文相互对应；对于文中出现的冷僻费解或具有特定含义的字词、术语等内容，进行了必要的注音和注释。此外，为方便读者诵读学习，特将本套丛书设计为原文和白话解左右对应的排版形式，行格舒朗，层次分明。

本次整理，力求原文准确，遴选精善底本，若底本与校本有文字存疑之处，择善而从。整理原则如下。

（1）全书采用简体横排，加用标点符号。底本中的繁体字、异体字径改为规范简体字，古字以今字律齐。凡古籍中所见"右药""右件"等字样中，"右"均改为"上"。

（2）凡底本、校本中有明显的错字、讹字，经校勘无误后予以径改，不再出注。

（3）古籍中出现的中医专用名词术语规范为现通用名。如"藏府"改为"脏腑"，"旋复花"改为"旋覆花"等。

（4）凡方药中涉及国家禁猎及保护动物（如虎骨、羚羊角等）之处，为保持古籍原貌，未予改动。但在临床应用时，应使用相关代用品。

希望本丛书的出版，能够为诵读医籍经典、切于临床实用提供强有力的支持，为培养中医临床人才贡献一份力量。在此过程中，由于编者的知识和水平有限，疏漏之处在所难免，敬请广大读者提出宝贵意见，以便今后修订改进。

中国医药科技出版社

2021年5月

# 前　言

　　《医学三字经》乃清代名医陈念祖所著。陈念祖（1753—1823），字修园，号慎修。清代乾嘉时期人，原籍福建省长乐县（闽侯）。陈氏幼承祖训，资质聪慧，19岁补诸生。业师孟超然，为福州鳌峰书院山长。1792年，陈修园中举人，46岁时还师事泉州名医蔡宗玉。陈氏亦宦亦医而终以医名于世，1819年回归长乐，讲授医学，悬壶济世，著书立说。陈氏学识渊博，医理精湛，不仅是一位富有创见的医学理论家和医术高超的临床家，同时也是一位杰出的中医科普作家。他一生著作等身，较著名的有《伤寒论浅注》《金匮要略浅注》《医学从众录》《时方妙用》《时方歌括》《医学三字经》《医学实在易》等，均收集在《南雅堂医书全集》中。其书通俗易懂，注重由博返约，深入浅出，切于实用，因而流传广泛，影响深远，是中医自学与教学的重要书籍。

　　《医学三字经》约成书于嘉庆八年（1804）。全书共4卷。卷一、卷二仿效宋代王应麟《三字经》的体裁，以三字一句的韵语概述医学源流、中医基础理论和临床各科常见病。具体包括医学源流、中风、虚劳、咳嗽、疟疾、痢证、心腹痛胸痹、膈食反胃、气喘、血证、水肿、胀满蛊胀、暑证、泄泻、眩晕、呕吐哕、癫狂痫、五淋癃闭赤白浊遗精、疝气、痰饮、消渴、伤寒瘟疫、妇人临产杂病、小儿，共计24篇，虽言简意赅，却包含着全部中医基础理论和诊疗技术。卷三、卷四则详论该书中所列各种病症的方药，并在书末简明扼要地论述了阴阳、脏腑、经络、四诊、运气等中医基础知识。

　　《医学三字经》是一部理论与实践相结合的中医经典著作。全书用三字韵语文体写成，朗朗上口，便于诵读记忆。本书按照原著者陈修园的顺序分为4卷，在忠实著作原文的基础上，对原文进行注音、注释和白话解。白话解采用意译和直译相结合的方式，语言通俗易懂，在词义、句式、词序上与经文相互对应；对于文中出现的冷僻费解或具有特定含义的字词、术语等内容，添加了注音和注释，以帮助读者理解其核心要义。此外，本书采用了原文和白话解左右对应的排版形式，便于读者更直观地阅读学习。

在编写过程中，有一些情况需要特别说明。

（1）药物的计量单位，在白话解中仍然保留了原文中的"两""合""方寸匕""钱匕"等。因为汉代的"两"与现代的"克"之间的折算关系历来争议较大，故本书未做"两"与"克"的折算，其他剂量单位亦保留原貌。

（2）汉代的药物剂量单位有重量和容积两种。重量单位包括铢、两、斤、钧、石。其中1200个黍重12铢，24铢是1两，16两是1斤，30斤是1钧，4钧是1石。容积单位包括合、升、斗、石，其中10合是1升，10升是1斗，10斗是1石。另有称取散剂的方寸匕和钱匕。方寸匕，形状如刀匕，大小为古代一寸见方，用方寸匕舀取散剂，以不洒落为度。钱匕用汉代的大钱舀取散剂，以不洒落为度。

期望本书能对中医药院校学生、中医药从业者及广大中医药爱好者学习了解中医药有所裨益。由于编者水平有限，疏漏之处在所难免，欢迎广大读者提出宝贵意见，以便今后修订改进。

**编 者**

2021年5月

# 医学三字经小引

　　童子入学，塾师先授以《三字经》，欲其便诵也，识途也。学医之始，未定先授何书，如大海茫茫，错认半字罗经，便入牛鬼蛇神之域，余所以有《三字经》之刻也。前曾托名叶天士，取时俗所推崇者，以投时好。然书中之奥旨，悉本圣经，经明而专家之伎可废。谢退谷于注韩书室得缮本，惠书千余言，属归本名，幸有同志。今付梓而从其说，而仍名经而不以为僭者，采集经文，还之先圣，海内诸君子，可因此一字而共知所遵，且可因此一字而不病余之作。

嘉庆九年岁次甲子人日陈修园自题于南雅堂

# 目　录

## 卷一

## 卷二

## 卷三

## 卷四

# 卷　一

## 医学源流第一

医之始　本岐（qí）黄[1]　黄，黄帝也；岐，岐伯也。君臣问答，以明经络、脏腑、运气、治疗之原，所以为医之祖。虽《神农本经》[2]在黄帝之前，而神明用药之理，仍始于《内经》也。

中医学开始有文字记载，相传起源于岐伯和黄帝。后人托名黄帝和岐伯写成《灵枢》和《素问》二书，特别是《素问》的内容更为详细。该书以君臣问答的形式，讲明了中医学经络、脏腑、运气、治疗方面的理论根源，奠定了中医学理论体系的基础，被奉为中医学的鼻祖。陈修园认为，虽然《神农本草经》成书在《黄帝内经》之前，而倡明用药之理，仍始于《黄帝内经》。

灵枢[3]作　素问[4]详　《灵枢》九卷，《素问》九卷，通谓之《内经》。《汉

《灵枢》9卷和《素问》9卷，合而称为《内经》，也就是《汉书·艺文志》所记载的《黄帝内经》18

[1]岐黄：指岐伯和黄帝。黄帝是古代的帝王，传黄帝喜爱医学，经常与臣下探讨医理，为中医药学的形成奠定了理论基础。现存中医学经典著作《内经》一书，就是托名黄帝而写成的，故又称为《黄帝内经》，该书包括《灵枢》《素问》。岐伯是皇帝的臣子，同时也是指导黄帝研究医学的老师。相传黄帝经常和岐伯一起研讨医药，探究中医基础理论，故后世称中医学为岐黄之术。

[2]《神农本经》：即《神农本草经》，简称《本经》《本草经》《神农本草》等，是我国现存最早的本草学专著。书中总结了秦汉以前的本草学成就。收藏药物365种，其中上品、中品各120种，下品125种。每味药物记载其别名、性味、主治功效等。书中内容为早期用药经验的总结，被后人视为本草学的经典之作。

[3]灵枢：又名《灵枢经》《黄帝内经灵枢经》，为《内经》的重要组成部分。原书共9卷81篇，又名《针经》，别称《九卷》。现存《灵枢》传本系南宋史崧据其家藏九卷本重新编校而成，改为24卷。本书与《素问》所论述的内容相近，尤详于经络、针灸而略于运气学说。在介绍中医基础理论和临床治疗方面与《素问》内容相互补充，是我国战国时期医学理论的重要文献，素为历代医家所重视。

[4]素问：又名《黄帝内经素问》，为《内经》的重要组成部分。原书9卷，共81篇。唐代王冰注释此书时将其改为24卷，并补入七篇"大论"，但仍缺《刺法论》《本病论》二篇。经北宋林亿等校注后，成为今存《素问》的传本。书中内容较系统地反映了我国战国时期的医学成就，特别是用朴素辩证的哲学思想，奠定了中医学的理论基础，为后世医学的发展注入了强大的生命力，一直为历代医家所遵循。

书·艺文志》载《黄帝内经》十八篇[1]是也。医门此书,即业儒之五经[2]也。

篇,这两本书详细阐释了中医学的理论基础。它们作为医学的经典,就像儒学的《诗》《书》《礼》《易》《春秋》五种经书一样重要。

难(nàn)经[3]出　更(gèng)洋洋[4]　洋洋,盛大也。《难经》八十一章,多阐发《内经》之旨,以补《内经》所未言。即间有与《内经》不合者,其时去古未远,别有考据也。秦越人[5],号扁鹊,战国人,著《难经》。

自从《难经》这部书出现以后,中医学的内容就更为丰富了。《难经》相传为战国的秦越人,即扁鹊所著,共有八十一章,多数是阐述《内经》中的要旨,并补充《内经》中所没有提及的内容,即使其中有与《内经》不合的地方,当时距离《内经》成书时代不远,有一定的考证作依据,还是可信的。

越[6]汉季[7]　有南阳[8]　张机,字仲景,居南阳,官长沙,东汉人也。著《伤寒杂病论》《金匮玉函经》。

东汉末期,南阳人张仲景,名机,曾任长沙太守,著《伤寒杂病论》《金匮玉函经》两书。

---

[1]《黄帝内经》十八篇:《汉书·艺文志·方剂略》中记载有"医经七家",包括《黄帝内经》《黄帝外经》《扁鹊内经》《扁鹊外经》《白氏内经》《白氏外经》《白氏旁篇》7种,但今除《黄帝内经》存世外,余均已佚。

[2]五经:指《诗》《书》《礼》《易》《春秋》五种儒家经书。

[3]难经:据史书记载,相传为春秋战国时名医扁鹊所作,原名《黄帝八十一难经》。本书以问答释难的方式编纂而成。论述以基础理论为主,兼析病证。

[4]洋洋:盛大的意思。

[5]秦越人:即春秋战国时期医学家扁鹊,河北任丘县人。

[6]越:经过。

[7]季:一个朝代的末了。

[8]南阳:指张仲景(150—219),名机,河南南阳人。古人为了对某人表示崇敬,常以他的出生地或任职地名来称呼他。

六经<sup>[1]</sup>辨　圣道<sup>[2]</sup>彰<sup>[3]</sup>《内经》详于针灸，至伊尹<sup>[4]</sup>有汤液治病之法，扁鹊、仓公<sup>[5]</sup>因之。仲师出而杂病伤寒专以方药为治，其方俱原本于神农、黄帝相传之经方<sup>[6]</sup>，而集其大成。

他在《内经》理论基础上，倡导"六经辨证"的学说，使中医学术理论得到了进一步的发展。《内经》详细论述针灸疗法，商汤的伊尹用汤液治病，扁鹊和仓公也如此沿袭。至东汉，张仲景开始用方药治疗杂病和伤寒，其方都源于神农和黄帝相传的经方，而集其大成。

伤寒<sup>[7]</sup>著　金匮<sup>[8]</sup>藏<sup>[9]</sup>王肯堂谓《伤寒论》义理如神龙出没，首尾相顾，鳞甲森然。金匮玉函，示宝贵秘藏之意也。其方非南阳所自造，乃上古圣人所传之方，所谓经方是也。其药悉本于《神农本经》。非此方不能治此病，非此药不能成此方，所投必效，如桴（fú）鼓<sup>[10]</sup>之相应。

王肯堂称《伤寒论》义理如神龙出没，首尾相顾，鳞甲森然。金匮玉函，表示宝贵秘藏的意义。陈修园认为其中的处方不是张仲景自己创造的，而是上古圣人流传下来的所谓经方，书中的药物都来源于《神农本草经》，方与病一一对应，方与药一一对应，所投必效，如桴鼓之相应。

---

[1]六经：六经，本指太阳、阳明、少阳、太阴、少阴、厥阴六条经脉。这里指六经所属脏腑经络的病理变化反映于临床的各种证候。六经辨证，是张仲景在《素问·热论》六经分证的基础上所创立的辨治外感病的一种辨证方法，就是根据六经的主要脉症表现，并结合病位、病性、病机、正邪关系等因素加以分析、归纳，最后辨别为某经病证。

[2]圣道：指以《内经》为代表的中医学术理论。

[3]彰：显著、发扬的意思。

[4]伊尹：为商汤的厨师，后任宰相。具有丰富的民间用药知识的经验积累。

[5]仓公：又称太仓公，名淳于意，山东临淄人。曾任齐太仓令，故人称仓公，医术精湛，为西汉时著名医学家。

[6]经方：即经验方，是前人在长期的医疗实践过程中，对于药物搭配使用知识的积累和总结。

[7]伤寒：指《伤寒论》一书，张仲景所著，是作者原撰《伤寒杂病论》中有关外感伤寒病证为主的部分。在《伤寒论》一书中，张仲景以六经辨证为纲，对伤寒病各阶段的辨脉审证大法和处方用药规律，以条文的形式作了全面的论述，较全面地总结了汉代以前对外感疾病诊治的丰富经验，奠定了中医学辨证论治的基础。

[8]金匮：即《金匮要略》，又称《金匮要略方论》。张仲景所撰《伤寒杂病论》，经晋代王叔和整理后，其古传本之一名《金匮玉函要略方》，共3卷。后经北宋校正医书局根据当时所存的蠹简重予编校，取其中以杂病为主的内容，改名《金匮要略方论》。全书共25篇，方剂262首，所述病证以内科杂病为主，兼有部分外科、妇产科病证。本书总结了东汉以前丰富的临床经验，提供了辨证论治及方药配伍的一些基本原则，介绍了不少实用有效的方剂，为临床医学奠定了基础。

[9]藏：这里指宝藏。

[10]桴鼓：桴指鼓槌，鼓即发声，桴鼓即指用鼓槌敲击，比喻相应。

**垂方法　立津梁**[1]　仲师，医中之圣人也。儒者不能舍至圣之书而求道，医者岂能外仲师之书以治疗。

张仲景是医生中的圣人，学儒学的人不能舍弃至圣之书而求道，学医的人怎么能不看仲景的书就学习治病呢？因此，这两部书给后世医家在诊断治疗方面树立了辨证论治的规范，成为学医的必经之路，就像渡口和桥梁一样。

**李唐**[2]**后　有千金**[3]　唐·孙思邈[4]，华原人，隐居太白山，著《千金方》《千金翼方》各三十卷。宋仁宗命高保衡、林亿校正，后列《禁经》二卷。今本分为九十三卷。较《金匮》虽有浮泛偏杂之处，而用意之奇、用药之巧亦自成一家。

孙思邈，华原人，隐居太白山。著有《备急千金要方》《千金翼方》各30卷。宋仁宗时，命高保衡、林亿校正此二书，后列《禁经》两卷。现分为93卷，陈修园认为：与《金匮要略》相比，虽然二书内容稍有些庞杂，但用意奇特，用药巧妙，也自成一家。

**外台**[5]**继　重（zhòng）医林**　唐·王焘，著《外台秘要》四十卷，分一千一百另四门，论宗巢氏[6]，方多秘传，为医门之类书。

继孙思邈的《备急千金要方》《千金翼方》之后，有王焘著的《外台秘要》共40卷，分1104门，其理论多以隋代医家巢元方的学说为依据，其方多为秘传之作，是后世医家必读之书。

[1] 津梁：津，指渡水处。梁，指桥梁。津梁，就是渡桥。

[2] 李唐：唐代（618—906）统治者姓李，所以唐代称作李唐。

[3] 千金：指《千金要方》和《千金翼方》，均为孙思邈所著。《千金要方》又名《备急千金要方》，作者以人命重于千金，故取以为名。该书成书于682年，共30卷，分医学总论、妇人、少小婴孺、诸风脚气、伤寒、食治、养性等门，总计232门，有方5300余首。收集的方子非常广泛，并记载了很多有效的药物，以及有关证候、处方、用药制剂、服药、藏药等方面的宝贵经验，较系统地总结了唐代以前的医学成就。《千金翼方》共30卷，在《千金要方》的基础上又有了新的补充。首载本草，其次为妇产、伤寒、小儿、养生、内科、外科、针灸及禁经等。除了记载古典经方外，并采集了当时的民间单方，以发扬民间医药。

[4] 孙思邈：581—682年，隋唐时期的大医药学家，陕西省耀县人，在药物学研究方面有宝贵的经验，后人尊称其为"药王"。

[5] 外台：指《外台秘要》。为王焘编著，书成于752年，共40卷，分1104门，载方6000余首。收集的医方较《千金要方》更为丰富，保存了唐以前很多古医书资料，因此，其除了作为一本医药历史文献外，至今仍为临床实用的参考书。

[6] 巢氏：隋代医学家巢元方。曾任太医博士，610年主持编成《诸病源候总论》50卷，又称《巢氏病源》《诸病源候论》，是我国现存第一部论述病因病机和证候学的专著。此书在病因方面创见颇多，在病理及病证方面论述精审，为研究隋代以前医学成就不可多得的重要文献，对后世医学影响较大。

后作者 **渐浸淫**[1] 等而下之[2]，不足观也已。

唐代以后的著作逐渐地增多了，其中不免也有一些不够成熟的作品，滥竽充数，如果拿这些作品来和古典医书比较，会有明显的差距。

**红紫色**[3] **郑卫音**[4] 间色乱正，靡音忘倦。

就好像拿红的颜色来与紫的颜色相比、郑卫音乐与古代雅乐相比一样。这里面有正色，有杂色，有雅乐，有淫靡之音，显然是不同的。

**迨（dài）**[5] **东垣（yuán）**[6] **重脾胃** 金·李杲，字明之，号东垣老人。生于世宗大定二十年，金亡入元，十七年乃终，年七十二，旧本亦题元人。作《脾胃论》《辨惑论》《兰室秘藏》，后人附以诸家合刻，有《东垣十书》[7]传世。

到了金代，李东垣在医学上倡导"重脾胃"的学说。李杲，字明之，号东垣老人，生于世宗大定二十年（1180），金亡入元，第17年去世，终年72岁，所以也有的书说他是元人，其著作有《脾胃论》《辨惑论》《兰室秘藏》。后来有人将李杲的书与其他医家的著作合刻，称为《东垣十书》。

**温燥行** **升清气** 如补中益气及升阳散火之法，如苍术（zhú）、白术、羌（qiāng）活、独活、木香、陈皮、葛根之类，最喜用之。

李东垣在临床上主张用温燥性质的药物来升提清气，如常用补中益气及升阳散火之法，用药选苍术、白术、羌活、独活、木香、陈皮、葛根等。

---

［1］浸淫：多或乱的意思。

［2］等尔下之：由这一等再往下。

［3］红紫色：紫色为间色、杂色；红色为纯色、正色。说明杂乱之色不能与纯正之色相比。

［4］郑卫音：郑、卫是春秋时期的两个国家，传说这两个国家的音乐很淫荡，故后世称靡倦淫荡的音乐为"郑卫音"。

［5］迨：到了。

［6］东垣：李东垣，名杲，金代著名医学家，金元四大家之一。他的主要医学成就是区分了外感与内伤，创内伤脾胃学说，其学术思想的中心是"内伤脾胃，百病由生"。认为脾胃伤则元气自衰，自然是"诸病所由生也"（《脾胃论》）。在治疗上善用温补脾胃法，故被称为"补土派"。主要著作有《脾胃论》《内外伤辨惑论》《兰室秘藏》等，对中医学的发展有深远的影响。

［7］《东垣十书》：中医丛书。李杲等撰。包括李杲的《脾胃论》《兰室秘藏》《内外伤辨惑论》，朱震亨的《局方发挥》《格致余论》，崔嘉彦的《脉诀》，王好古的《此事难知》《汤液本草》，王履的《医经溯洄集》，齐德之的《外科精义》10种。部分刊本另附有王好古的《医垒元戎》《癍论萃英》2种。

**虽未醇**[1] **亦足贵** 人谓东垣用药，如韩信将兵，多多益善。然驳（bó）杂之处，不可不知。惟以脾胃为重，故亦可取。

有人认为李东垣的处方用药就淳韩信统兵作战，多多益善，他遣方药味较多，比较庞杂，虽不够纯正，然而他重视脾胃的学术主张确有可取之处。

**若河间**[2] **专主火** 金·刘完素，字守真，河间人。事迹俱详《金史·方技传》。主火之说，始自河间。

像金代的刘河间，治病专从治火着眼。刘完素，字守真，河间人。他的事迹在《金史·方技传》中有详细的记载。他提出"六气皆从火化"的理论，故称主火学说始于刘河间。

**遵之经 断自我** 《原病式》[3]十九条，俱本《内经·至真要大论》，多以火立论，而不能参透经旨。如火之平气曰升明[4]，火之太过曰赫曦[5]，火之不及曰伏明[6]，其虚实之辨，若冰炭之反也。

刘河间的学说，虽然是根据《内经》的理论发展而来的，但有很多是自己的独特见解。例如，《素问玄机原病式》即是根据《内经·至真要大论》多以火立论的学术渊源而成，但又没能参透《内经》的要旨。如火之平气曰升明，火之太过曰赫曦，火之不及曰伏明，其中虚实的辨别，好像寒冰与炭火完全相反一样。

**一二方 奇而妥** 如六一散、防风通圣散之类，皆奇而不离于正也。

刘河间所制定的几个方剂不仅有它的独创性，而且还是很妥善的。例如六一散、防风通圣散等均出奇制胜，但又不离经叛道。

---

[1]醇：同纯。

[2]河间：刘河间，名完素，金代河间人，为金元四大家之一。长期在民间行医，对热病及其他杂病的治疗有很丰富的经验，精研《素问》数十年，对运气学说有精辟的见解。刘完素突出的学术思想是提倡"火热论"，强调火热致病的危害，认为"六气皆从火化"，在热性病的治疗中以清热通利为主，善用寒凉药物，故被称为"寒凉派"。主要著作有《素问玄机原病式》《宣明论方》等。

[3]《原病式》：即《素问玄机原病式》，金代刘完素作，约成书于1154年前。书中以《内经》的运气学说来发挥《素问·至真要大论》中的"病机十九条"。将"病机十九条"的内容分属五运主病和六气主病，将"病机十九条"176字增演为277字的辨证纲领，并增补了"诸涩枯涸，干劲皴揭，皆属于燥"一条，使《内经》的六气病机臻于完善。其中，对火热病机的阐发尤具独到见解，提出了"六气化火"理论，对后世很有影响。

[4]升明：运气术语，五运主岁中火岁平气的名称。因火性以上升明耀，故名。

[5]赫曦：运气术语，五运主岁中火运太过的名称。因太过则火势旺盛，故名。

[6]伏明：运气术语，五运主岁中火岁不及的名称。指炎热之气伏而不彰。

丹溪[1] 出 罕(hǎn)[2] 与 俦(chóu)[3]
元•朱震亨，字彦修，号丹溪，金华人，其立方视诸家颇高一格。

元代朱丹溪的医术，在当时很少有人能比得上他。朱震亨，字彦修，号丹溪，金华人。他处方用药出类拔萃，同辈人难于匹敌。

阴宜补 阳勿浮 《丹溪心法》以补阴为主，谓阳常有余，阴常不足。诸家俱辨其非，以人得天地之气以生，有生之气即是阳气，精血皆其化生也。

朱丹溪提倡"阳常有余，阴常不足"的学说，认为很多疾病的治疗应从滋阴着手，人体的"阴"应当常补，"阳"则切忌使它浮动。其所著的《丹溪心法》以补阴为主，避免阳气的浮动。其他医家都认为这是不对的，因为人得天地之气而生，有生之气即是阳气，精血都是由阳气化生的。所以不能简单地认为："阳常有余，阴常不足"。

杂病法 四字[4] 求 谓气、血、痰、郁是也。一切杂病只以此四字求之。气用四君子汤，血用四物汤，痰用二陈汤，郁用越鞠(jū)丸。参差互用，各尽其妙。

朱丹溪治疗杂病，是从气、血、痰、郁等四个方面来分别处理。其对于气虚证，用四君子汤治疗；对于血虚证，用四物汤治疗；对于痰证，主用二陈汤治疗；对于郁证，主用越鞠丸治疗。相互参用，各有其长。

若子和[5] 主攻破 张子和（戴人）书中，所主多大黄、芒硝、牵牛、芫(yuán)花、大戟(jǐ)、甘遂(suì)之类，意在驱邪。邪去则正安，不可畏攻而养病。

又像金代的张子和，治病主张用攻下的方法。张子和，号戴人，他所写的书中常用大黄、芒硝、牵牛、芫花、大戟、甘遂之类的攻下药物，以达祛邪安正治病的目的。不能惧怕攻下之法而一味养病。

---

[1]丹溪：朱丹溪，名震亨，字彦修，元代著名医家，为金元四大家之一。朱丹溪学术思想的基本观点，力倡在"相火论"基础上的"阳常有余，阴常不足"学说。他充分研究了《内经》以来各家关于"相火"的见解，如《内经》中"少火""壮火"之说、刘完素的"火热论"、李杲的"阴火"说等，在此基础上深入探讨内在火热的病机，阐明了相火有常有变的规律。指出相火之动是根本的、永恒的，但正常的动属"生"，异常的动为"贼"。并根据"人的情欲无涯"，相火易于妄动，精血难成易亏等理论，得出"阳常有余，阴常不足"的结论，据此，在治疗上提倡滋阴降火之法，故被后世称为"滋阴派"。朱丹溪的主要著作有《格致余论》《局方发挥》等。

[2]罕：稀少。

[3]俦：同辈的人。

[4]四字：指气、血、痰、郁。朱丹溪以此四者归纳疾病的各种原因。

[5]子和：姓张，名从正，字子和（1156—1228）。河南考城人，为金元四大家之一。治病强调以祛邪为主，认为邪去正自安。多采用攻法以祛邪，善用汗、吐、下三法，因此，后世称他为"攻下派"的始创者。著有《儒门事亲》等书。

**中病**[1]**良　勿太过**　子和之法，实证自不可废，然亦宜中病而即止；若太过，则元气随邪气而俱散，挽无及矣。

攻下的药物性能都是比较猛烈的，但张子和用得很精当。不过也必须注意疾病的情况，用药要恰到好处，中病即止，不可过量。张子和攻下的治疗方法，实证当然是可以使用的。但应注意，当治疗获得显著疗效的时候，就应停止用药，如果服药过量则容易使元气随邪气散失，损伤正气，到时候挽救也来不及了。

**四大家　声名噪**　刘河间、张子和、李东垣、朱丹溪为金元四大家，《张氏医通》[2]之考核不误。

刘河间、张子和、李东垣、朱丹溪都生于金元时代，各有不同成就，名气很大，后人称他们为金元四大家。《张氏医通》对金元四大家的考核是正确的。

**必读**[3]**书　错名号**　李士材[4]《医宗必读》四大家论，以张为张仲景，误也。仲景为医中之圣，三子岂可与之并论。

但在李中梓著的《医宗必读》一书中，却错误地把张仲景、刘河间、李东垣、朱丹溪称为医学四大家，是其弄错了。陈修园认为张仲景为医圣，刘完素、李杲、朱震亨三个人怎可与其相提并论呢？

**明以后　须酌（zhuó）量**　言医书充栋汗牛，可以博览之，以广见识，非谓诸家所著皆善本也。

明代以后，医学书籍就更多了，如许牛充栋但各有所长，各有所短，研习医学的人必须仔细酌量取舍，才能做到取长补短。

---

[1]中病：用药物治疗疾病，获得显著疗效的时候。

[2]《张氏医通》：为清代张璐所撰。一部以杂病为主的综合性医著，为反映张氏学术思想的代表著作。书中内容以内科为主，兼论其他各科。各类疾病分门别类，引用历代医学文献，并结合作者个人临证体会加以论述。全书内容丰富，流传较广。

[3]必读：指《医宗必读》，为明末李中梓所著。此书以简明扼要见称，且能提纲挈领，因此颇为一般读者所欢迎。

[4]李士材：即李中梓，号念莪，江苏华亭（松江县）人。他根据《内经》《伤寒论》等古典医籍，并参考历代名医著述，结合自己的临证经验，编写了《医宗必读》《内经知要》《伤寒括要》《颐生微论》《诊家正眼》《病机沙篆》《本草通玄》等。尤以《医宗必读》和《内经知要》最为简明扼要，深受后世医家重视，常被列为师授带徒的启蒙读本。

**详而备 王肯堂**[1] 金坛王宇泰，名肯堂。著《证治准绳》，虽无所采择，亦医林之备考也。

其中比较详细而完备的，要称王肯堂了（指王肯堂著的《证治准绳》）。陈修园认为该书虽然没有特别值得吸取的精华所在，但还算比较详细而完备，也是学医者的必备之书。

**薛氏**[2] **按 说骑墙**[3] 明•薛己，号立斋，原吴县人。著《薛氏医按》十六种，大抵以四君子、六君子、逍遥散、归脾汤、六八味丸主治，语多骑墙。

薛己，号立斋，原吴县人，著有《薛氏医案》。薛氏常用四君子汤、六君子汤、逍遥散、归脾汤、六味丸、八味丸主治疾病，但是其中有些议论缺乏自己的见解，创见不多。

**士材说 守其常** 李中梓，号士材，国朝人也，著《医宗必读》《士材三书》。虽曰浅率，却是守常，初学者所不废也。

李中梓，号士材，著有《医宗必读》《士材三书》。他的著述虽然比较粗浅一些，但是却能遵守常法。

**景岳**[4] **出 著新方**[5] 明•张介宾，字会卿，号景岳，山阴人。著《类经》《质疑录》。全书所用之方，不外新方八阵，其实不足以名方。古圣人明造化之机，探阴阳之本，制出一方，非可以思议及者。若

张景岳著有《新方八阵》，创制许多新的处方，都很切合实际。张介宾，字会卿，号景岳，山阴人。著有《类经》《质疑录》，全书所用的处方，均出于《新方八阵》。陈修园认为：这些处方其实不足以称为名方，因为古圣人在明白造化机理，探明阴阳本质的基础上，才能创制一首方子，这不是一般的思考就能达到的境界。如果仅以熟地补阴、人参补阳、姜附祛寒、芩连除热，随便

---

[1]王肯堂：明代著名医家。他博览群书，长期搜集材料，并结合自己的临证经验，历时11年编成《证治准绳》，全书采撷丰富，条理分明，选方精良，对后世医学有相当影响。

[2]薛氏：薛己，号立斋，明代医家，医学造诣较深，著述甚多。他的学术思想受张元素、李东垣等人温补学说的影响，强调真阴、真阳不足，主张治病务求其本原，他的很多医著后被编辑为《薛氏医案》。

[3]骑墙：此处指没有什么独到的见解。

[4]景岳：张景岳，名介宾，明代著名医家。他的学术思想主要为"阳非有余""真阴不足"，以及"人体虚多实少"等，主张温补肾阴肾阳，慎用寒凉攻伐药物，并创立了许多补肾方剂，如左归饮、右归饮等，对后世产生了很大影响。主要著作有《类经》《景岳全书》等。

[5]新方：指《新方八阵》二卷，张景岳著，后被收入《景岳全书》。作者曾选辑古医方，撰成《古方八阵》，后又觉临床取用"犹有未尽"，故又以己意化裁制定新方185首，仍分为补、和、攻、散、寒、热、固、因八阵。本书亦有单行本。

仅以熟地补阴、人参补阳、姜附祛寒、芩连除热，随拈几味，皆可名方，何必定为某方乎？

拿几味药组合起来就可以说是名方，又何必定方子为某某方呢？

**石顽**[1]**续 温补乡** 张璐，字路玉，号石顽，国朝人。著《医通》，立论多本景岳，以温补为主。

张璐，字路玉，号石顽，著有《张氏医通》，医论多宗张介宾之说，治病大多采用温补的方法。

**献可**[2]**论 合二张**[3] 明·宁波赵献可，号养葵。著《医贯》。大旨重于命门，与张石顽、张景岳之法相同。

明代的赵献可，号养葵，著有《医贯》。他推崇命门学说，认为命门对人体生理、病理都发挥着巨大的作用，养生治病均不可忽视调补命门水火，其学说主张基本上与张璐、张介宾两人一致。

**诊脉法 濒（bīn）湖**[4]**昂** 明·李时珍，字东璧，号濒湖。著《本草纲目》五十二卷，杂收诸说，反乱《神农本经》之旨。卷末刻《脉学》颇佳，今医多宗之。

至于诊脉的方法，首推李时珍所著的《濒湖脉学》。李时珍，字东璧，号濒湖。著《本草纲目》52卷，但是陈修园认为：李时珍所著《本草纲目》"杂收诸说，反乱《神农本经》之旨"，则有失公允。但卷末之《脉学》内容，医家多宗之。

---

[1] 石顽：张石顽，名璐，清代医家，业医60年左右，著述较多，主要有《张氏医通》，此书采撷历代60余家著述，参考百余种书籍，历数十年而成，体例仿《证治准绳》，包括临床各科，并附验案，分门别类，内容丰富。

[2] 献可：姓赵，字养葵，明代医家。其对薛己的温补学说十分推崇，尤其发挥命门之说，认为命门是人身之主和至宝，强调"命门之火"的重要，撰有《医贯》一书，其用意即是以保养命门之火的论点贯穿于养生和治疗等一切问题之中。

[3] 二张：指张景岳和张石顽。

[4] 濒湖：即李时珍，字东璧，号濒湖，明代杰出的医药学家，他除了在药物学方面的突出贡献，著有《本草纲目》这部药物学巨著外，还在针灸学和诊断学方面有一定成就，著有《濒湖脉学》《奇经八脉考》等书。《濒湖脉学》语言简明生动，易于诵读记忆，故后世多以此书作为初学脉法的入门书。

数子者 各一长 知其所长，择而从之。

以上所谈到的几位医家，虽都各有专长，但他们的著作与经典著作比较起来，是相差得很远的，甚则荒诞不经。

揆（kuí）[1] 诸古 亦荒唐 理不本于《内经》，法未熟乎仲景，纵有偶中，亦非不易矩矱（yuē）[2]。

陈修园认为：上述几位医家的医理即不全本于《内经》，也没有完全效法仲景，即使与经典偶有合拍，也非不变的规矩准绳。

长沙[3]室 尚彷徨[4] 数子虽曰私淑[5]长沙，升堂有人，而入室者少矣！

他们对于张仲景著作的研究还很不够，好像只能在门外徘徊，而不能登堂入室。（按：这段议论仅是作者的看法，实际上后世医家在古代医家的基础上不断拓展发挥，延续发展了中医学术，因此不能盲目地遵古泥经。）

惟韵伯[6] 能宪章[7] 慈溪柯琴，字韵伯，国朝人。著《伤寒论注》《论翼》，大有功于仲景，而《内经》之旨，赖之以彰。

到了清代，惟有柯韵伯能够遵守《伤寒论》的法度。柯琴，字韵伯，浙江慈溪人，著有《伤寒论注》《伤寒论翼》，为发展仲景学说做出了贡献，同时还彰明弘扬了《内经》的学术思想，对后世有一定的影响。

---

[1]揆：衡量、比较。

[2]矱：法度，规矩准绳的意思。

[3]长沙：指张仲景。据说张仲景曾任过长沙太守，故又尊称他为张长沙。

[4]彷徨：游移不定。

[5]私淑：指对自己所敬仰而不得从学的前辈自称为"私淑弟子"。

[6]韵伯：柯琴，字韵伯，清初医家。钻研《内经》《伤寒论》颇有心得，撰有《伤寒论注》《伤寒论翼》《伤寒附翼》，后集为一书，名《伤寒来苏集》。柯韵伯认为张仲景之六经立法，不应仅限于伤寒一科，杂病亦应在此例。故此，他采用以六经分篇，以证分类，以类分方的方法，对伤寒及杂证，根据六经加以分类注释，使辨证论治之法更切实用和易于掌握，其对后医家影响很大。

[7]宪章：遵循章法。

徐[1]尤[2]著　本喻昌[3]　徐彬，号忠可；尤怡，号在泾。二公《金匮》之注，俱本喻嘉言。考嘉言名昌，江西南昌人。崇祯中以选举入都，卒无所就，遂专务于医，著《尚论篇》，主张太过，而《医门法律》颇能阐发《金匮》之秘旨。

至于徐彬（号忠可）和尤怡（号在泾）对《金匮要略》的注解，基本上则是依据喻嘉言的学说。喻嘉言，名昌，江西南昌人。崇祯中凭选举入都，始终没有取得什么成就，因此就专于从医，著有《尚论篇》，其中有些学术主张太过，而他所著的《医门法律》还是能正确阐发《金匮要略》的秘旨。

大作者　推钱塘[4]　张志聪，号隐庵；高世栻，号士宗。俱浙江钱塘人也。国朝康熙间，二公同时学医，与时不合，遂闭门著书，以为传道之计。所注《内经》《本草经》《伤寒论》《金匮》等书，各出手眼，以发前人所未发，为汉后第一书。今医畏其难，而不敢谈及。

清代比较有名的医家，要算钱塘张志聪与高世栻了。张志聪，号隐庵；高世栻，号士宗。二者都是浙江钱塘人。清朝康熙年间，他们两个同时学医，因与当时其他人思想不合，就闭门著书。所注解的《内经》《神农本草经》《伤寒论》《金匮要略》等书，均属于大手笔，以发前人所未发，为汉后第一书。而时下的医者深畏其医理的深奥，而望洋兴叹，不敢问津。

---

[1]徐：徐彬，字忠可。清代医家，为喻昌弟子，他继喻昌之论，研究仲景之学，编有《伤寒图论》《伤寒一百十三方发明》《金匮要略论注》等书。

[2]尤：尤怡，字在泾，清代医家。钻研《伤寒论》《金匮要略》尤深，所撰《伤寒贯珠集》《金匮要略心典》，是他研读仲景著作的心得和发挥。

[3]喻昌：字嘉言，清初著名医家。学术上推崇《伤寒论》，在方有执《伤寒论条辨》的基础上，对伤寒条文进一步分类归纳，并强调"治病必先识病，识病然后议药"的辨证论治思想。晚年著有《尚论篇》《医门法律》《寓意草》等书。

[4]钱塘：指张志聪和高世栻，他们都是浙江钱塘人，清代著名医家。张志聪，字隐庵。业医数十年，曾在杭州胥山建侣山堂，聚同道及生徒数十人论医讲学。撰有《素问集注》《侣山堂类辨》《灵枢集注》《伤寒论集注》《本草崇原》等书，其中后二书未竟而张志聪卒，由高世栻最后辑补完成。高世栻，字士宗，曾随张志聪学医，除辑补张志聪未竟之书外，本人还撰有《素问直解》《医学真传》等书。

取法上　得慈航[1]　取法乎上，仅得其中。切不可以《医方集解》《本草备要》《医宗必读》《万病回春》《本草纲目》《东医宝鉴》《冯氏锦囊》《景岳全书》《薛氏医按》等书为捷径也。今之医辈于此书并未寓目，止取数十种庸陋之方，冀图幸中，更不足论也。

综上所述，研究中医学必须认真学习古典著作，才是正确的道路。取法乎上，仅得其中。切不可只以《医方集解》《本草备要》《医宗必读》《万病回春》《本草纲目》《东医宝鉴》《冯氏锦囊》《景岳全书》《薛氏医案》等书为捷径，而忽略了经典医籍的学习。时下医生连上述著作都没有过目，只是选择其中数十种庸陋之方，希望治愈患者，就更不足论道了。

# 中风第二

人百病　首中风[2]　《内经》云：风为百病之长也。昔医云：中脏多滞九窍，有唇缓、失音、耳聋、目瞀（mào）、鼻塞、便难之证；中腑多着四肢；中经则口眼㖞斜；中血脉则半身不遂。

在人类所患的各种疾病中，首先值得注意的要算是中风病。《内经》云：风邪是导致多种疾病的主要因素。古代医生指出，风邪侵袭人体五脏多导致九窍壅滞，如语言不利、失声、耳聋、眼睛看不清东西、鼻塞、大小便困难；风邪侵袭人体六腑，多导致四肢运动不利；侵袭人体经络，则导致口眼㖞斜；侵袭人体血脉，则导致半身不遂。

骤然得　八方[3]通　中风病骤然昏倒，不省人事，或痰涌、瘛（chè）瘲（chù）、偏枯等证。八方者，谓东、西、南、北、东北、西北、东南、西南也。

这种病大多是突然发作的，引起这种病的风邪是从四面八方来的，表现为昏迷不省人事，或者痰涎上涌，或者肢体抽搐，或者半身不遂等。八方是指东、南、西、北、东北、西北、东南、西南8个方位。

---

[1]慈航：佛教名词。佛学认为佛、菩萨以大慈悲救度众生出生死苦海，有如舟航，故名。

[2]中风：病名，又名"卒中"。中风的发病原因多由忧思恼怒、饮食不节、恣酒纵欲等，以致阴阳失调、脏腑气偏、气血逆乱而成。此病本虚标实，上盛下虚。临床表现以猝然昏仆，口眼㖞斜，半身不遂为主要特征，也有未见昏仆，仅见㖞僻不遂者。因本病起病急剧，变化迅速，与自然界风邪善行而数变的特性相似，故古人以此类比，称这种疾病为"中风"。

[3]八方：指东、南、西、北、东北、西北、东南、西南八个方位。

**闭与脱**[1] **大不同** 风善行而数（shuò）变，其所以变者，亦因人之脏腑寒热为转移。其人脏腑素有郁热，则风乘火势，火借风威，而风为热风矣。其人脏腑本属虚寒，则风水相遭，寒冰彻骨，而风为寒风矣。热风多见闭证，宜疏通为先；寒风多见脱证，宜温补为急。

诊断中风病应分辨闭证与脱证，二者是大不相同的，治法当然也不同。风邪具有善行而数变的特点，侵入人体后，随着患者脏腑寒热虚实的不同，而形成不同的证候：若患者脏腑素有郁热，风随热化，则多见闭证，应使用疏通的方法来治疗。若患者脏腑本属虚寒，风随寒化，则多见脱证，应该急用温补的治法。

**开邪闭** **续命雄** 小续命汤，风证之雄师也。依六经见证加减治之，专主驱邪。闭者宜开，或开其表，如续命汤是也；或开其里，如三化汤是也；或开其壅（yōng）滞之痰，如稀涎（xián）散、涤（dí）痰汤是也。

中风闭证要用疏通的方法，以小续命汤力量最为雄厚，临床可根据六经见证不同加减药物以祛除风邪。对于中风闭证，或者采用祛风解表的方法，如使用续命汤；或者采用清热通里降浊的方法，如使用三化汤；或者采用化痰开窍醒神的方法，如使用稀涎散、涤痰汤等。

**固气脱** **参**（shēn）**附功** 脱者宜固，参附汤固守肾气，术附汤固守脾气，芪附汤固守卫气，归附汤固守营气。先固其气，次治其风。若三生饮加人参一两，则为标本并治之法。正虚邪盛，必遵此法。

中风脱证要用固守元气的方法，不使元气虚脱，用参附汤最有功效。参附汤可大补元气，回阳固脱，以固守人体肾气；术附汤可温肾健脾，以固守人体脾气；芪附汤可补肾益肺，以固守人体卫气；归附汤可益肾和营，以固守人体营气。先采用上述固守元气的方法，然后再用祛风的方法治疗。如用三生饮一两加人参一两，就是标本并治的方法，因其既可以回阳救逆又可以祛风散邪。如果属于人体正气亏虚，外邪炽盛的情况，就必须采用这样的方法治疗。

---

[1] 闭与脱："闭"，是邪闭，指邪气过盛，出现脏腑气血闭塞不通的病理变化。多因邪热、痰浊等病邪闭阻于内，故又称"内闭"。多见于中风、温热病热入营血阶段等病证，主要临床表现为神志昏迷、牙关紧闭、两拳紧握、肢体强痉、痰涎壅塞、面赤便闭、脉弦急等，多属实证，其中兼热象的为"阳闭"，兼寒象的为"阴闭"，治疗急宜祛邪，阳闭用"凉开"法；阴闭用"温开"法。"脱"，是正脱，指疾病过程中，阴阳气血大量耗损而致生命垂危的病理变化。主要症状为汗出如珠、四肢厥冷、口开涎出、手撒尿遗、脉微细欲绝等，由于病因病机和症状均以精气向外脱泄为特点，故又称"外脱"。治疗应急用益气固脱法。

**顾其名 思其义** 名之曰风，明言八方之风也。名之曰中，明言风自外入也。后人议论穿凿，俱不可从。

顾名思义，中风病是由于感受风邪而引起的。这里所说的风，实际上是指来自8个方位的风邪。这里所说的中，实际上是指风邪由外向内入侵。后人对此有多种穿凿附会的说法，均不可取。

**若舍[1]风 非其治** 既名中风，则不可舍风而别治也。

因此，如果放弃以治风邪为主的治法，那就不是正确的治疗方法了。

**火气痰 三子[2]备** 刘完素（河间）举五志[3]过极，动火而卒中，皆因热甚，故主乎火。大法用防风通圣散之类；亦有引火归原[4]，如地黄饮子之类。李东垣以元气不足而邪凑之，令人卒倒如风状，故主乎气虚。大法补中益气汤加减。朱丹溪以东南气温多湿，有病风者，非风也；由湿生痰，痰生热，热生风，故主乎湿。大法以二陈汤加苍术、白术、竹沥、姜汁之类。

关于中风的病因，在金元四大家中，刘完素（河间）认为是由于火盛，李东垣认为是由于气虚，朱丹溪则认为是由于痰多的原因所引起。具体而言，刘完素认为是由于火盛，列举五志过极化火。故使用防风通圣散之类的处方，以疏风解表，清热泻下；或采用引火归原的方法，使用地黄饮之类的处方，以补肾益阴，引火下行，息风止痉。李东垣认为是由于气虚外邪侵袭而致，故使用补中益气汤加减，以补益中气，祛风散邪。朱丹溪则认为是由于痰多所致，他认为东南地区气候潮湿，所患的中风不是由于感受外风而得，而是因为湿聚生痰，痰郁化热，热极生风，而导致中风，故使用二陈汤加苍术、白术、竹沥、姜汁之类的药物，以理气化痰，通络息风。

**不为中 名为类** 中者，自外而入于内也。此三者，既非外来之风，则不可仍名为中，时贤名为类中风[5]。

后世医家为了与前面所谈的由于感受风邪所引起的"中风"相区别，将火、气、痰所引起的中风称为"类中风"。

---

[1]舍：放弃。

[2]三子：指刘河间、李东垣、朱丹溪。对中风的成因，刘河间主火盛，故治实火用防风通圣散，治虚火用地黄饮子；李东垣主气虚，故用补中益气汤加减；朱丹溪主痰多，故用二陈汤加苍术、白术、竹沥、姜汁之类。

[3]五志：指怒、喜、思、忧、恐五种情志。根据五行理论，五志与五脏的对应关系为肝志为怒，心志为喜，脾志为思，肺志为忧，肾志为恐。

[4]引火归原：治疗肾阳不足，虚阳浮越证的方法。该证表现为上热下寒，面色浮红，头晕耳鸣，口舌糜烂，牙齿痛，腰酸腿软，两足发冷，舌质嫩红，脉虚，可于滋肾药中加肉桂之类以引火下行，使阴阳平调，虚火。

[5]类中风：风从内生的中风病。多由于肾阴不足，肝阳偏亢，肝风内动，或湿痰壅盛，化热生风，或气虚血虚所致。

**合而言 小家伎**[1] 虞天民[2]云：古人论中风，言其症也。三子论中风，言其因也。盖因气、因湿、因火，挟风而作，何尝有真中、类中之分。

明代医家虞抟（天民）说：古人所说的中风，是指疾病的症状表现；刘完素、李东垣、朱丹溪三人所说的中风，是指中风产生的原因。但风为百病之长，多与气虚、痰郁、火盛相合而导致中风的发生，没有什么真中风和类中风的区分。因此，刘、李、朱三人的说法，虽各有其独特的见解，但究属是一家之言，难免都有其片面性。

**瘖（yīn）㖞（wāi）斜**[3] **昏仆地**[4] 瘖者，不能言也；㖞斜者，口眼不正也；昏仆地者，不省人事，猝倒于地也。口开、目合，或上视、撒手、遗尿、鼾睡、汗出如油者，不治。

中风发作，表现为不能说话，口眼㖞斜，卒然昏倒，不省人事。若表现为口开、目合，或目睛上吊、撒手、遗尿、鼾睡、汗出如油者，预后不良。

**急救先 柔润**[5] **次** 柔润息风，为治中风之秘法。喻嘉言加味六君子汤、资寿解语汤甚妙。

中风的治疗当以急救为先，采用祛风通络的治法，其次再用柔润滋补肝肾的方法治疗。柔润息风是治疗中风的大法，喻昌（嘉言）用加味六君子汤、资寿解语汤即取得奇妙的效果。

**填窍**[6] **方 宗金匮**《内经》云：邪害空窍。《金匮》中有侯氏黑散、风引汤，驱风之中兼填空窍。空窍满则内而旧邪不能容，外而新风不复入矣。喻嘉言曰：仲景取药积腹中不下，填窍以息风。后人不

此外，还有一种填塞空窍的方法，可以根据《金匮要略》所列的方法来处理。《内经》云：邪气容易侵袭空窍。《金匮要略》中记载有侯氏黑散、风引汤可以用来祛除外风，兼有填补空窍的作用。空窍填满后，既可以使机体原有的疾病消除，也不容易再感受外邪，即所谓的补肺益气，固表实卫以防风邪外袭。喻昌说：张仲景也采用

---

[1] 小家伎：伎同技，即指技术、才能。小家伎，指技术水平不甚高明者。

[2] 虞天民：明代医家。撰有《医学正传》等书。

[3] 瘖㖞斜："瘖"，是指不能说话的病；"㖞斜"，指口眼歪斜。

[4] 昏仆地：指突然昏迷倒地，是中风的症状。

[5] 柔润：这里是指一种治疗中风的方法，就是用滋养和镇静的药物以柔肝息风。

[6] 填窍：窍，这里指的是毛孔。古人认为中风是因风邪由毛孔侵入而引起的。因此，治疗中风的方法，除了用祛风药外也可用使毛孔密固的药物，如《金匮要略》中的侯氏黑散与风引汤就是这类方剂。

知此义，每欲开窍以出其风。究竟窍空而风愈炽，长此安穷哉！三化汤、愈风汤、大秦艽（jiāo）汤皆出《机要方》中，云是通真子所撰，不知其姓名。然则无名下士，煽乱后人见闻，非所谓一盲引众盲耶？

填塞空窍的方法来祛除风邪。但后人多不知道这种治法的真正含义，只是单纯地采用开窍祛风方法治疗中风，这样则使人体体表的毛孔愈加疏松，更容易遭受风邪的侵袭而发病。三化汤、愈风汤、大秦艽汤都出自于《机要方》，都是祛风散邪、扶正实窍治疗中风的有效处方。《机要方》传说是通真子所写的，但不知道作者的真实姓名。然而无名下士煽乱后人的见闻，过分强调开窍祛风的治法，确属淆乱视听，不可从之。

# 虚劳第三

虚劳病[1] 从何起 咳嗽、吐血、五心烦热、目花、耳鸣、口烂、鼻干、气急、食不知味、羸（léi）瘦、惊悸、梦遗、往来寒热、怠惰、嗜卧、疲倦、骨蒸、不寐、女子不月等证，皆成劳病。

虚劳病是什么原因而引起的呢？咳嗽、吐血、五心烦热、眼花、耳鸣、口角生疮、鼻孔干燥、气急、食不知味、身体羸瘦、惊悸、梦遗、往来寒热、怠惰、嗜卧、疲倦、骨蒸、不寐、女子闭经等症，都可导致虚劳病。

七情[2] 伤 上损[3] 是 扁鹊谓：损其阳自上而下，一损肺、二损心、三损胃，过于胃则不可治。其说本于《内经》：二阳之病发心脾，有不得隐曲，为女子不月。按：心脾上也，至不得隐曲[4]，女子不月，则上极而下矣。

虚劳病多半是由于七情所伤。伤于七情，一般多出现上损的证候。扁鹊认为虚劳损伤阳气者由上而下，即先由肺部开始，然后影响到心、胃。若影响胃的正常消化功能，则预后险恶，难以治疗。这种说法源于《内经》的"二阳之病发于心脾"。如果女子心里有隐蔽委曲之事，影响心脾，则由上及下损伤阳气，可导致闭经。

---

[1] 虚劳病：虚劳是以脏腑元气亏损，精血不足为主要病理过程的一类慢性虚衰性病证的总称。常因禀赋不足，后天失调，体质薄弱，或诸病失治，病久失养，或积劳内伤，形神过耗，渐至元气亏损，精血虚少，脏腑功能衰退，气血化生不足所致。本病临床表现复杂，可因虚损的部位、性质及其轻重程度不同而有迥然不同的证候表现和传变过程，但总以病势缠绵，诸虚不足为特点。

[2] 七情：中医学病因之一，即喜、怒、忧、思、悲、恐、惊七种过激情志，因其致病多直接伤及内脏，故又称"内伤七情"。

[3] 上损：是指心、肺、胃的虚损病。《难经》说："损其阳自上而下，一损肺（劳嗽），二损心（盗汗），三损胃（食减），四损肝（郁怒），五损肾（淋、漏）。"并指出："自上而损者，过于胃不可治"。

[4] 隐曲：隐蔽委曲之事。

归脾汤 二阳[1]旨 即《内经》二阳之病发心脾之旨也。此方为养神法，六味丸为补精法，高鼓峰并用之。

虚劳病用归脾汤养血安神来治疗是很合适的，这是本于《内经》"二阳之病发于心脾"的理论所制定。高斗魁（鼓峰）则用六味地黄丸滋补肾精法来治疗本病。

下损[2]由 房帏（wéi）迩[3] 扁鹊谓：损其阴自下而上，一损肾、二损肝、三损脾，过于脾则不可治。其说本于《内经》：五脏主藏精也，不可伤，伤则失守而无气，无气则死矣。按：精生于五脏而统司于肾，如色欲过度，则积伤而下损；至于失守无气，则下极而上矣。

下损证候的出现，多是由于房事过度造成的。扁鹊认为虚劳损伤阴精者由下而上，即先由肾开始，然后影响到肝、脾。若伤脾则影响脾胃消化和吸收功能，病就难治了。《内经》言：五脏主藏精气，不可伤害；若五脏受损则精气失守，可导致死亡。五脏虽然都藏精，但是受肾的统摄，如果色欲过度，损伤肾中精气，则可出现下损及上的证候。

伤元阳[4] 亏肾水[5] 肾气，即元阳也。元阳伤，为困倦、食少、便溏、腰痛、阳痿等症。肾水，即元阴也。元阴亏，为蒸热、咳嗽、吐血、便血、遗精、喉痛、口疮、齿牙浮动等症。

下损既可以损伤肾阳，也可以使肾阴亏耗。肾阳受损主要表现为困倦、食少、便溏、腰痛、阳痿等。肾阴不足，则主要表现为骨蒸潮热、咳嗽、吐血、便血、遗精、咽喉肿痛、口舌生疮、牙齿松动等。

---

[1]二阳：语出《内经》："二阳之病发心脾，有不得隐曲，女子不月。"王冰注说："二阳，谓阳明大肠及胃之脉也。"意思是说，忧思劳伤、心脾过度则阳明胃肠受伤，食少不化，可引起气血不足的虚损病，女子可见月经稀少，甚或闭经的病证。

[2]下损：是指肾、肝、脾的虚损病。《难经》说："损其阴自下而上，一损肾（遗精、闭经），二损肝（胁痛），三损脾（胀、泻），四损心（惊悸、不寐），五损肺（喘咳）"。并指出："自下而损者，过于脾不可治。"

[3]房帏迩：帏，指帐子，如床帏、窗帏等；迩，是近的意思。房帏迩，指房事过度。

[4]伤元阳：元阳即肾阳，又有真阳、真火之称。肾阳是人体阳热的源泉，肾所藏之阴精均需肾阳的温养，才能发挥其滋养体内各脏腑组织器官和繁衍后代的作用，特别是后天脾胃之火须得肾阳之温煦才能更好地发挥其运化作用。肾主一身之阳，肾阳不足则一身阳气皆虚，主要症状有身寒、怕冷、四肢末梢不温、滑精、阳痿、夜尿频等，甚则肾阳虚衰，更见精神萎靡，腰膝冷痛，五更泄泻，或水肿，脉沉迟微弱等。

[5]亏肾水：肾水，指肾脏本身的阴液（包括肾精），又称肾阴、元阴、真水等。如肾水不足，则肾阳就失其涵养，可出现相对阳亢的相火妄动之证，如骨蒸劳热、五心烦热、咳嗽、盗汗、吐血、口干咽痛、遗精等症状。

**肾水亏　六味拟**　六味地黄丸为补
肾水之主方，景岳左归饮、左归丸亦妙。
推之三才汤、八仙长寿丸、都气丸、天王
补心丹，皆可因证互服。

肾水不足，一般应用六味地黄丸治疗，六味
地黄丸为补益肾阴的主要方剂。张介宾（景岳）
的左归饮、左归丸治疗肾阴亏耗的效果也很好。
还可以根据不同的症状表现，用三才汤、八仙长
寿丸、都气丸、天王补心丹等加减治疗。

**元阳伤　八味使**　崔氏肾气丸，后人
为八味地黄丸。立方之意，原为暖肾逐水，
非补养元阳。明·薛立斋及赵养葵始用以温
补命火，时医遂奉为温补肾命之主方。景岳
右归饮、右归丸皆本诸此。如火未大衰者，
以还少丹代之；阳虚极者，宜近效白术汤。

肾阳损伤，就应使用八味地黄丸治疗。该方
原为温肾逐水，而非补养元气的处方。明代的薛
己（立斋）和赵献可（养葵）用其温补命火为主，
所以时医将其作为温补肾命的主方。另外，张景
岳的右归饮、右归丸也属于温补肾阳一类的处方。
如果肾阳亏虚不严重者，也可以用还少丹治疗；
若肾阳亏虚至极，则用近效白术汤治疗。

**各医书　伎**[1]**止此**　苦寒败胃及辛
热耗阴，固无论矣。即六味、归脾，何尝
非流俗之套法。

总之，各种医书中治疗虚劳病的大法，不过
如上述几个处方的加减变化应用。治疗虚劳证，
苦寒的药物容易损伤脾胃，辛热的药物容易耗损
阴液，这些注意事项也就不用再论了。即使是
如六味地黄丸、归脾汤，何尝不是大家俗用的套
法呢。

**甘药**[2]**调　回生理**　扁鹊云：针药
莫治者，调以甘药。仲景因之。喻嘉言曰：
寿命之本，积精自刚；然精生于谷，谷入
少则不能生血，血少则不能化精。《内经》
云：精不足者，补之以味。味者，五谷之
味也，补以味而节其劳，则积贮渐富，大
命不倾也。

甘味的药物可以用来调治虚劳，能收到很好
的疗效。扁鹊说：针灸和药物都不能治疗时，可
以用甘味的药物调理，张仲景也采取这样的治疗
原则。喻嘉言说：精气是人体寿命的根本，然而，
精气由食物化生，饮食少则不能化生血液，血少
则不能化生精气。《内经》言：精气不足者，可以
用厚味滋补的药物补养。这里说的味就是指五谷
的味道，用五谷的味道来补养身体，积聚营养，
以保全性命。

---

　　[1]伎：同技。

　　[2]甘药：中药药味分为五味，即辛、甘、酸、苦、咸。甘味的药物具有补益、和中、缓急的作用，一般用
于治疗虚损病证，如党参、熟地黄、黄芪等；和中缓急、调理药性的药物，如甘草、饴糖等皆具甘味。

**建中汤　金匮轨**　小建中汤及加黄芪、加人参、加当归、加白术等汤，皆急建其中气，俾饮食增而津液旺，以至充血生精，而复其真阴之不足。但用稼（sè）穑[1]作甘之本味，而酸辛苦咸在所不用，盖舍此别无良法也。按：炙甘草汤即此汤化为润剂，喻氏清燥汤即此汤化为凉剂。

《金匮要略》所载的小建中汤，就是治疗虚劳病的典型方剂。小建中汤及小建中汤加黄芪、加人参、加当归、加白术等处方，都可以健运中气，以促进食欲，化生精血，补充真阴。甘味药就像播种的谷物一样具有滋养人体，治疗虚劳的作用，这就是最好的治疗方法，舍此法就没有其他好办法了，而不能用酸、辛、苦、咸等不具备补益作用的药物。此外，炙甘草汤是由该方化裁而来的润剂，喻氏清燥汤都是由该方化裁而来的凉剂。

**薯（shǔ）蓣（yù）[2]丸　风气[3]弭（mǐ）[4]**《金匮》薯蓣丸。自注云：治虚劳诸不足，风气百疾。

薯蓣丸也可以治疗虚劳，使风气消除。

**䗪（zhè）虫丸　干血[5]已[6]**《金匮》大黄䗪虫丸。自注：治五劳诸伤，内有干血，肌肤甲错。

大黄䗪虫丸可以治愈内有干血的劳伤。《金匮要略》自注云：大黄䗪虫丸可以通过祛瘀生新、缓中补虚的方法，治愈表现为肌肤甲错的干血劳。

**二神方　能起死**　尤在泾云：风气不去，则足以贼正气而生长不荣，以薯蓣丸为要方。干血不去，则足以留新血而灌溉不周，以虫丸为上剂。今之医辈，能梦见此二方否？

上述的薯蓣丸和大黄䗪虫丸对于治疗虚劳外感和干血劳病都具有起死回生的功效。尤在泾说：风气不去，则足以损伤正气而生长不荣，可用薯蓣丸治疗。干血不走，则足以留滞新血而灌溉不周，可用大黄䗪虫丸治疗。当今的医生们你们做梦时会用这两个方子吗？

---

[1]稼穑：种植与收割，泛指农业劳动。

[2]薯蓣：即山药。性味甘平，具有补脾胃、益肺肾的功效。

[3]风气：指虚劳病人外感之风邪。

[4]弭：平息，此处作痊愈讲。

[5]干血：即干血劳，虚劳证候之一。多见于妇女，主要症状有面目黯黑，血亏液枯，肌肤枯干而粗糙，肌肉消瘦，骨蒸潮热，盗汗，口干颧红，头痛易惊，月经涩少或经水久闭。此证是由于血枯血热，积久不愈，肝肾亏损，新血难生所致。

[6]已：止。这里作治愈解。

# 咳嗽第四

气上呛[1] 咳嗽[2]生 《内经》云：五脏六腑皆令人咳，不独肺也。然肺为气之市，诸气上逆于肺，则呛而咳。是咳嗽不止于肺而亦不离于肺也。

气往上冲使人作呛，就要发生咳嗽。《内经》云：五脏六腑功能失调都可以导致咳嗽，不仅仅只有肺脏。然而肺主一身之气，诸气上逆于肺，则会因呛而导致咳嗽。因此说咳嗽的发生不仅仅是由于肺的功能失调导致，但是咳嗽的产生又离不开肺。

肺最重 胃非轻 《内经》虽分五脏诸咳，而所尤重者，在"聚于胃关于肺"六字。盖胃中水谷之气，不能如雾上蒸于肺，而转溉诸脏，只是留积于胃中，随热气而化为痰，随寒气而化为饮。胃中既为痰饮所滞，则输肺之气亦必不清，而为诸咳之患矣。

咳嗽的病变虽然主要在肺部，但是和胃也有密切的关系。《内经》虽然有五脏诸咳的区分，但是"聚于胃关于肺"这六个字最重要。胃中的水谷之气，如果不能够向上熏蒸于肺，继而输布于其他脏腑，只是停留在胃中，则停留的水可以随热气而化生为痰，随寒邪而化生为饮。胃中如果有痰饮留滞，则不能将清气输送给肺，而成为导致咳嗽的隐患。

肺如钟 撞则鸣 肺为脏腑之华盖，呼之则虚，吸之则满。只受得本然之正气，受不得外来之客气。客气干之，则呛而咳矣。亦只受得脏腑之清气，受不得脏腑之病气。病气干之，亦呛而咳矣。肺体属金，譬若钟，然一外一内，皆所以撞之使鸣也。

肺好像是金属铸的钟，受到撞击就会鸣响起来。肺在人体的最高位，故称肺为华盖。呼气则虚，吸气则满。肺只能接受外界的正气，受不了外邪的侵袭。如果外来邪气侵袭肺脏，则可引发咳嗽。肺又只能接受脏腑的清气，受不了脏腑的病气。如果脏腑病气影响肺脏，也可导致咳嗽。

---

[1] 呛：气向上逆。

[2] 咳嗽：咳嗽是肺系疾患的一个常见病证。无论外感还是内伤，凡导致肺失宣降时，均可使肺气上逆而引起咳嗽。金代著名医家刘河间在《素问病机气宜保命集·咳嗽论》中说："咳谓无痰而有声，肺气伤而不清也；嗽谓无声而有痰，脾湿动而为痰也；咳嗽谓有痰而有声，盖因伤于肺气，动于脾湿，咳而为嗽也。"指出了咳嗽与肺气、脾湿的关系，但究之临床，很难将二者截然分开，故一般均通称为咳嗽。

**风寒入　外撞鸣**　经云：微寒微咳。可见咳嗽多因于风寒也。风从皮毛而入于肺，寒从背俞（shù）而入于肺，皆主乎外也。后注虽言热、言湿、言燥，令不自行，亦必假风寒以为之帅也。

若肺部因外感风寒引起咳嗽，就好像钟由外面撞响了一样，正如《内经》所云："微寒微咳。"即感受风寒就可导致咳嗽。风邪从皮毛侵袭入肺，寒邪从背俞侵袭入肺，都是由外而入。后人虽也有说热邪、湿邪、燥邪导致咳嗽的，但这些邪气一般不单独致病，多借风寒之邪来侵袭人体。

**劳损积[1]　内撞鸣**　劳伤、咳嗽，主乎内也。二者不治，至于咳嗽失音，是金破不鸣矣。

如果是慢性虚劳病，逐渐使肺部损伤而引起的咳嗽，就好像钟从里面撞响了似的，这些咳嗽不易医治。至于咳嗽失音，就好像钟破了不能发出鸣响一样。

**谁治外　六安[2]行[3]**　六安煎虽无深意，却亦平稳。然外感诸咳，当辨风热、风燥二证。如冬时先伤非节之暖，复加风寒外遏，以致咳嗽、痰结、咽肿、身重、自汗、脉浮者，风热也，宜葳蕤汤辛润之剂，切勿辛热发散。而风燥一证，辨治尤难。盖燥为秋气，令不独行，必假风寒之威，而令乃振，咳乃发也。《内经》只言秋伤于湿，何也？以长夏受湿土郁蒸之气，随秋令收敛，伏于肺胃之间，直待秋深燥令大行，与湿不能相容，至冬而为咳嗽也。此证有肺燥、胃湿两难分解之势，惟《千金》麦门冬汤、五味子汤独得其秘，后人以敛散不分、燥润杂出弃之，昧之甚也。

用什么方剂来治疗外感咳嗽呢？用六安煎这一类的方药是有一定疗效的。六安煎虽然组方并无深义，但是却比较平稳妥帖，无攻击过当之虞。外感导致的咳嗽，应当辨明风热和风燥的不同。如果是冬天气候较暖，再外受风寒，导致咳嗽、咳痰、咽肿、身重、自汗、脉浮者，属于风热证，宜用辛润的葳蕤汤以散解风热，一定不能用辛热发散的方法。而风燥一证尤其难以辨治，燥为秋天之气，不单独致病，常借风寒之邪而导致咳嗽。《内经》为什么只说秋天容易感受湿邪呢？这是因为长夏容易感受湿土郁蒸之气，随秋季收敛，湿邪伏于肺胃之间，待深秋燥邪盛行时，燥邪与湿不能相容，到了冬天就发展为咳嗽。这种咳嗽有肺燥与胃湿两种情况，难以分辨，只有《千金方》中的麦门冬汤和五味子汤是根据其中的奥秘而设，后人却因上述二方敛散不分、燥润杂出而舍弃不用，实在是太愚昧了。

---

[1]劳损积：劳，泛指虚劳、劳瘵之类的疾病；损，指虚损病；积，指日积月累，经久不愈的各种疾病。劳损积，是泛指各种慢性虚损性疾病。

[2]六安：指六安煎，张景岳方。

[3]行：同类的意思。

**谁治内　虚劳程**[1]　宜于"虚劳门"择其对证之方。审是房劳伤精则补精；审是思郁伤脾则养神。

用什么方剂来治疗内伤咳嗽呢？那就应当按照治疗虚劳病的法则来适当选用药物。例如，因房劳损伤肾精者，就应该用补肾益精的方法治疗；因思虑忧郁伤脾者，就应该用养血安神的方法治疗。

**夹水气**[2]　**小龙平**　柯韵伯治咳嗽，不论冬夏，不拘浅深，但是寒嗽，俱用小青龙汤多效。方中祛风散寒，解肌逐水，利肺暖肾，除痰定喘，攘外安内，各尽其妙。盖以肺家沉寒痼冷，非麻黄大将不能捣其巢穴，群药安能奏效哉。

若因外感风寒，内停水饮而致的咳嗽痰喘，宜用小青龙汤外散风寒，内化水饮，止咳平喘治疗。柯韵伯治疗寒嗽，不论冬夏、不拘浅深均用小青龙汤取效。综观全方，可奏祛风散寒、解肌逐水、利肺暖肾、除痰定喘之效，即攘外必先安内之意。肺脏内伏沉寒痼冷，只有麻黄才能温散寒饮、解散表邪、捣其巢穴，其他的药怎么能有如此效果呢？

**兼郁火**[3]　**小柴清**　寒热往来咳嗽者，宜去人参、大枣、生姜，加干姜、五味治之。

若咳嗽兼有郁火，就应用小柴胡汤来疏散表邪，清火解郁。若咳嗽伴有寒热往来者，小柴胡汤可以去掉人参、大枣、生姜，加干姜、五味子治疗。

**姜细味　一齐烹**[4]　《金匮》治痰饮咳嗽，不外小青龙汤加减。方中诸味，皆可去取，惟细辛、干姜、五味不肯轻去。即面热如醉，加大黄以清胃热，及加石膏、杏仁之类，总不去此三味，学者不可不深思其故也。徐忠可《金匮辨注》有论。

用干姜、细辛、五味子三味药物为主一齐煎煮而制成的汤剂，是张仲景治疗痰饮咳嗽的常法，这也是一种很精细的方剂配伍方法。《金匮要略》中治疗痰饮咳嗽的方法，不外乎小青龙汤加减。方中的各味药，除了细辛、干姜、五味子之外都可随意加减，惟有此三药不可增删。如见面热如醉，加大黄以清胃热，或加石膏、杏仁之类，但不能去掉细辛、干姜、五味子这三味药，大家应该深思其中的原因。徐忠可在《金匮辨注》中有相关的论述。

**长沙法　细而精**　《金匮》痰饮咳嗽治法，宜熟读之。

张仲景《金匮要略》对痰饮咳嗽的治法论述精要，大家应该熟读。

---

[1] 程：法则、原则。
[2] 水气：指内有痰饮停留。
[3] 郁火：肝气不疏，郁而化火，症见口苦咽干、胸胁胀痛不舒等。
[4] 烹：煎、熬。

# 疟疾第五

疟（nüè）[1]为病　属少阳[2]　少
阳为半表半里，邪居其界，入与阴争则寒，
出与阳争则热。争则病作，息则病止，止
后其邪仍据于少阳之经。

疟疾是属于半表半里的少阳经病。少阳为半表
半里，邪气侵袭少阳经时，入里与阴气相争则恶
寒，出表与阳气相争则发热。邪气与人体的正气相
争就发病，正邪相争平息时，疟疾就停止发作，虽
然此时没有发作，但是邪气仍然留在少阳经。

寒与热　若廻（huí）翔　寒热必应
期而至。

疟疾的症状常常是先冷一阵，然后再热一阵，
好像鸟儿在空中飞来飞去一样，这就是寒热往来。

日一发　亦无伤　邪浅则一日一作，
邪深则二日一作。

如果疟疾一天发作一次，说明邪浅病势轻；
两天发作一次，病邪则比较深入。

三日作　势猖狂　疟三日一作，时
医名三阴疟，留连难愈。

如果三天发作一次，常称为三阴疟，表示邪
气比较猖狂，留连体内，难以治愈。

治之法　小柴方[3]　以小柴胡汤为
主。初起，俗忌人参，姑从俗而去之，加
青皮一钱。

小柴胡汤是治疗疟疾的一般通用方剂。疟疾
初起，使用小柴胡汤时习惯将人参去掉，可以加
青皮一钱。

热偏盛　加清凉　小柴胡汤加知母、
天花粉、石膏、黄连之类，随宜择用。

如果发作时发热较重，则应该在小柴胡汤方
中加入清凉性质的药物，如知母、天花粉、石膏、
黄连之类，随症选用。

---

　　[1]疟：即疟疾，是由于疟邪、瘴毒或风寒暑湿之气侵袭人体，伏于少阳，出入营卫，正邪相争，表现出以
毛孔栗起，寒战鼓颔，寒罢则一身壮热，体若燔炭，头痛，烦渴，而后汗出，热退身凉，如此寒热往来，反复发
作，间日一作或一日一发，或三四日发为临床特征的疾病。
　　[2]少阳：经脉名称，其位置在半表半里，居于太阳和阳明之间。少阳病的典型症状是寒热往来，口苦，咽
干，目眩，胸胁苦满等。
　　[3]小柴方：即小柴胡汤，为治疗正疟的代表方。

寒偏重　加桂姜　加干姜、桂枝，甚者加附子、肉桂。

如果是恶寒重，则应在小柴胡汤方中加入桂枝、干姜等温热性的药物，甚者可以加附子、肉桂以温阳散寒。

邪气盛　去参良　身热者，小柴胡汤去人参，加桂枝一钱。服后食热粥，温覆取微汗。

如果邪气炽盛，身热明显者，宜将小柴胡汤中的人参去掉，加入桂枝一钱，服药后喝热粥，盖上被子，使患者微微出汗。

常山[1]入　力倍强　小柴胡汤加常山二三钱。俗云：邪未净，不可用常山以截之，不知常山非截邪之品，乃驱邪外出之品。仲景用其苗，名曰蜀漆。

又如果在小柴胡汤原方中加入常山这味药，那么治疟的疗效就更高了。虽然一般认为邪气未去时不可以用常山来截疟，但是常山并非截疟之品，它是属于祛邪外出的药物，张仲景用常山的苗入药治疗疟疾，称为蜀漆。

大虚者　独参汤　虚人久疟不愈，以人参一两、生姜五钱，水煎，五更服极效。贫者，以白术一两代之，热多者以当归代之。

体力十分虚弱的疟疾患者，需用独参汤来增强体力，大补元气。即用人参一两、生姜五钱，水煎，五更时服药效果极好。贫困的患者可以用白术一两代替人参，发热明显者用当归代替人参。

单寒牝（pìn）[2]　理中匡[3]　单寒无热名曰牝疟，宜附子理中汤加柴胡治之。

如果是只发冷不发热的牝疟，就应该用附子理中汤加柴胡来治疗。

单热瘅（dān）[4]　白虎详　单热无寒，名曰瘅疟；或先热后寒，名曰热疟，俱宜以白虎汤加桂枝治之。时医以六味汤加柴胡、芍药治之。

如果是只发热不发冷的瘅疟，应该用白虎汤来治疗。只发热不恶寒的疟疾称为瘅疟，先发热后恶寒的疟疾则称为热疟，都可以用白虎汤加桂枝治疗。时下也有医生用六味汤加柴胡、芍药治疗。

[1]常山：是一味具有长期应用历史的抗疟中药，性味苦、辛、微温，有小毒。它的主要功效为截疟。

[2]牝：雌性、阴性。牝疟，以发作时寒战较重，甚或但寒无热，面色淡白，脉沉迟为特征，多因元阳素虚或痰饮内伏所致。《金匮要略》说："疟多寒者，名曰牝疟。"

[3]匡：救治、扶助。

[4]瘅：热气盛的意思。故瘅疟又称温疟，以发作时但热不寒、烦躁气粗、胸闷欲呕、舌红苔黄、脉弦数为特征，多因素体阳盛或暑邪内蕴、里热炽盛所致。《内经》说："但热不寒者……名曰瘅疟。"

法外法<sup>[1]</sup> 辨微茫<sup>[2]</sup> 以上皆前医之成法。更法外有法，不可不辨而治之。

以上所举均为治疗疟疾的常法，此外，还有治疗疟疾的特殊方法，即应该根据患者的特殊病情细致而深入地去辨别分析。

消阴翳（yì） 制阳光<sup>[3]</sup> 热之不热，是无火也，益火之源，以消阴翳。寒之不寒，是无水也，壮水之主，以制阳光。

例如，有的疟疾患者寒重，用了温热药物治疗而没有效果，这是因为患者肾阳亏虚，那么就必须用补阳药来消除阴沉的寒气；如热重的用了清凉药仍没有效果，这是因为患者肾阴不足所致，那又必须用补阴药来制服炎炎的热邪。"热之不热，是无火也；益火之源，以消阴翳。寒之不寒，是无水也；壮水之主，以制阳光。"

太仆<sup>[4]</sup>注 慎勿忘 王太仆消阴制阳等注，千古不刊之论。赵养葵<sup>[5]</sup>遵之，以八味丸益火之源，六味丸壮水之主，久疟多以此法收功。

以上是王冰（太仆）注解《内经》的话，对于治疗日久体虚的疟疾患者，往往具有很现实的指导意义，不可忽视。赵献可（养葵）根据上述原则，用八味肾气丸温补肾阳、六味地黄丸滋补肾阴来治疗慢性疟疾，多以此法收功。

# 痢证第六

湿热<sup>[6]</sup> 伤 赤白痢<sup>[7]</sup> 王损庵论

因饮食不洁之物，或肠胃遭受到湿热的侵袭，因而影响了消化功能，出现腹痛，大便次数增多，

---

　[1]法外法：指那些常规治法以外的其他疗法。

　[2]微茫：模糊不清的意思。

　[3]消阴翳，制阳光：翳，遮蔽的意思；阴翳，即阴云，比喻一派阴寒之象。阳光：炎热的日光，比喻一派阴虚火热之象。语出王冰《次注黄帝素问》："热之不热，是无火也，益火之源以消阴翳；寒之不寒，是无水也，壮水之主以制阳光。"指出了阴虚热证、阳虚寒证的治疗原则。原文的意思是指寒证用温热药治疗后仍然寒气不除，说明不是实寒，而是命门之火不足的虚寒证，治疗应用温补肾阳的药物来补益火的源泉，以消除阳虚阴寒之象；热证用寒凉药物治疗后热象仍不除，说明不是实热，而是体内阴液干涸的缘故，治疗应用滋养肾阴的药物来壮水之主，以制约阴虚火旺的阳光。

　[4]太仆：即王冰，曾官太仆令，故又尊称为王太仆，号启玄子。王氏认为《素问》："世本纰缪，篇目重叠，前后不伦，文义悬隔"，乃"精勤博访，历十二年""兼旧藏之卷，合八十一篇"，于762年撰成《注黄帝素问》二十四卷，是继全元起注《黄帝素问》后又一次整理注释，世称《次注黄帝素问》。在《次注》中，王冰作了不少发挥，对中医学的继承和发展有很大贡献。

　[5]赵养葵：名献可，明代医家。

　[6]湿热：由湿和热两种邪气混杂而成的致病因素。

　[7]赤白痢：下痢脓血混杂，赤白相间。

痢，专主湿热。其症里急后重[1]，腹痛，欲便不便，脓血秽浊，或白或赤，或赤白相半。

并夹杂有脓血，里急后重，这就叫作赤白痢疾。王肯堂认为痢疾主要由湿热引发，临床症状主要表现为：腹痛，里急后重，便下不爽，大便夹杂有脓血秽浊之物，颜色或白或赤，或赤白相间等。

**热胜湿　赤痢[2]渍[3]**　胃为多气多血之海。热，阳邪也。热胜于湿，则伤胃之血分而为赤痢。

胃为多气多血之腑，热为阳邪，湿热侵袭肠胃时，如果热邪胜过湿邪，则损伤胃肠血分，就酿成赤痢。

**湿胜热　白痢[4]坠[5]**　湿，阴邪也。湿胜于热，则伤胃之气分而为白痢。赤白相半，则为气血两伤。

湿为阴邪，湿热侵袭肠胃时，如果湿邪胜过热邪，则损伤胃肠气分，就发为白痢。如泻下物赤白相间，则为胃肠气血两伤的表现。

**调行箴（zhēn）[6]须切记**　行血，则脓血自愈；调气，则后重自除。此四句为治初痢之格言，须切记之。

治疗痢疾的基本原则就是调气行血，行血可以消除血液的凝滞，修复损伤的肠络，则脓血自然可以痊愈；调气即调理肠胃之气滞，以消除里急后重的症状。这是治疗痢疾初发的格言，一定要牢牢记住。

**芍药汤　热盛饵[7]**　芍药汤调气行血，虽为初痢之总方，究竟宜于热证。

如患偏于热重的痢疾，可服用芍药汤调气行血以治之。

---

[1]里急后重：症状名。临床表现为腹痛窘迫，时时欲泻，肛门重坠，便出不爽。

[2]赤痢：下痢色红，以血为主。

[3]渍：浸沤，酿成。

[4]白痢：下痢色白，以脓或白色黏胨为主。

[5]坠：下落。

[6]箴：箴言，劝告之语。

[7]饵：药饵。此处当服用讲。

**平胃加　寒湿[1]试**　寒湿泻痢初起者，以平胃散加干姜、泽泻、猪苓、木香治之。久而不愈，送下香连丸。

对于寒湿痢疾初起，可以用平胃散加干姜温中散寒，泽泻、猪苓利小便实大便，木香行气导滞来治疗。久而不愈者，用香连丸化湿行气止痢以治之。

**热不休　死不治[2]**　方书云：痢证发热不休者，不治。

痢疾如果发热不退，这是病势极为严重而不易治疗的情况。

**痢门方[3]　皆所忌**　凡痢证初起即发热，非肌表有邪，即经络不和，温散而调营卫，外邪一解，痢亦松去。若概以为热，开手即用痢门套方，多有陷入变剧者。

所有治疗痢疾的一般方剂，这时都不能适应病情而须禁用。痢疾初起有发热等症状时，或是肌表有邪，或是经络不和，这时宜应用辛温发散、调和营卫的方法治疗。外邪一解，痢疾也就治愈了。如果一概认为是热证，开始就使用治疗痢疾的常用方剂，往往使病邪不能外出，反而内陷。

**桂葛[4]投　鼓邪出**　时医有发汗之戒，以其无外证而妄汗之也。若头痛、发热、恶寒，有汗宜用桂枝汤法，无汗宜用葛根汤法，鼓邪外出，然后治其痢。

临床治疗痢疾时应该先投桂枝汤或葛根汤，鼓动邪气外出，如此内外疏通，则体内之邪外出畅通无阻。但是，时下的医生治疗痢疾有发汗的禁忌，认为痢疾没有表证就不宜妄用汗法。其实正确的治法是：若出现头痛、发热、恶寒、有汗的症状，宜用桂枝汤；无汗者宜用葛根汤，鼓动邪气外出，然后再治疗痢疾。

**外疏通　内畅遂[5]**　此二句是解"所以发汗之故也"。张飞畴（chóu）[6]云：当归四逆汤治痢极效。若发热而呕者，小柴胡汤、葛根黄连黄芩甘草汤。口渴下

"外疏通，内畅遂"是对使用发汗法治疗痢疾的解释。张倬（飞畴）曾说过：当归四逆汤治疗痢疾效果极佳。若见发热、呕吐者，可以用小柴胡汤和解少阳、葛根黄连黄芩甘草汤解表清热。口渴、泻下严重者，用白头翁汤清热解毒，凉血

---

[1]寒湿：即寒和湿两种致病因素，因这两种因素混杂引起的病证，称为寒湿证。平素肠胃虚寒的患者，得了痢疾以后，往往出现寒湿证。

[2]热不休，死不治：痢疾初起有发烧、怕冷、头痛、身重、汗出或不出汗等全身症状时，是肌表有邪的证候，这时宜用发散的方剂。外邪一去，痢疾也就减轻了。如果一概以为是热证，而用一般治疗痢疾的方剂，往往使病邪不能外出，反而使病邪内陷，病情转剧，发热不停，从而导致不治。

[3]痢门方：治疗痢疾的一般常用方剂。

[4]桂葛：即桂枝汤和葛根汤，均为《伤寒论》太阳病的治疗方剂，可发汗解肌、鼓邪外出。

[5]畅遂：畅通无阻。

[6]张飞畴：即张倬，清代医家。著有《伤寒兼证析义》等书。

重者，白头翁汤如神。

止痢治之，效果很好。

嘉言[1]书　独得秘　喻嘉言《医门法律》中，议论甚见透彻。

明末喻昌（嘉言）所著的医书里，对于上述重症痢疾有突出而深入的研究。

寓意[2]存　补金匮　喻嘉言《寓意草》中，如麻黄附子细辛汤及人参败毒散等案，却能补《金匮》所未及。

在他所著的《寓意草》中记载了治痢疾的经验，例如用麻黄附子细辛汤、人参败毒散的医案，可以补充《金匮要略》对痢疾治法的不足。

## 心腹痛胸痹第七

心胃疼　有九种[3]　真心痛[4]不治。今所云心痛者，皆心包络及胃脘痛也。共有九种，宜细辨之。

心口胃脘部位所发生的疼痛一般分为九种，现所说的心痛均指心包络和胃脘痛，九种心胃疼，必须详细辨别它的虚实，明确它的轻重。

辨虚实　明轻重　虚者喜按，得食则止，脉无力。实者拒按，得食愈痛，脉有力。二证各有轻重。

虚证主要表现为疼痛喜按，饮食后疼痛缓解或停止，脉虚无力。实证表现为疼痛拒按，饮食后疼痛加剧，脉实有力。

痛不通　气血壅（yōng）[5]　痛则不通，气血壅滞也。

疼痛是由于人体气血壅滞不通所引起的。

---

[1] 嘉言：即喻嘉言（1585—1664），清代医学家，别号西昌老人，江西新建人，研读医书，在常熟行医。晚年著《尚论篇》《医门法律》《寓意草》等书。推崇《伤寒论》，长于辨治内科杂病，强调辨证论治。

[2] 寓意：指《寓意草》，清代喻昌（嘉言）所撰。全书收辑以内科杂病为主的疑难治案60余则，书中载有喻氏使用人参败毒散等解表方剂治疗痢疾的经验。

[3] 心胃疼，有九种：心胃泛指心胸脘腹部位。这个部位的疼痛按病因分类有九种，即虫痛、注痛、气痛、血痛、悸痛、食痛、饮痛、冷痛、热痛。

[4] 真心痛：病证名，其特点为剧烈而持久的胸骨后疼痛，伴心悸、水肿、肢冷、喘促、汗出、面色苍白等症状，甚至危及生命。

[5] 壅：堵塞、滞塞的意思。

**通不痛　调和奉**[1] 通则不痛，气血调和也。高士宗云：通之之法，各有不同。调气以和血，调血以和气，通也。上逆者使之下行，中结者使之旁达，亦通也。虚者助之使通，寒者温之使通，无非通之之法也。若必以下泄为通，则妄矣。

气血通畅了就不痛。要达到这个目的，就应该遵循调和气血的法则去治疗。高世栻（士宗）说通的方法有多种，各不相同。调气和血、调血和气是通的方法。使上逆者下行，使中结者旁达，也是通的方法。补益法对于虚证是通法，温通散寒法对于寒证是通法。以上这些治法也都是通的具体方法，如果只认为泻下的方法是通法就太局限了。

**一虫痛**[2] **乌梅丸**　虫痛，时痛时止，唇舌上有白花点，得食愈痛。虫为厥阴风木之化，宜乌梅丸。

第一是虫痛，用乌梅丸治疗。虫痛是感染寄生虫所致，症状是时痛时止，唇舌上有小白花点，进食后疼痛加重。因古人认为虫为风化，即虫为厥阴肝木所化生，故用乌梅丸安蛔止痛来治疗。

**二注痛**[3] **苏合研**　入山林古庙及见非常之物，脉乍大乍小，两手若出两人，宜苏合丸，研而灌之。

第二是注痛，用苏合香丸研服。注痛，一般认为是由于进入山林或古庙后看到异乎寻常的东西，秽浊之气注入体内所致，症见脉搏不整，一会儿大一会儿小，神志恍惚，两手若出两人。治用苏合香丸芳香开窍，行气止痛，研服灌之。

**三气痛**[4] **香苏专**　因大怒及七情之气作痛，宜香苏饮加延胡索二钱，七气汤亦妙。又方，用百合一两、乌药三钱，水煎服。

第三是气痛，香苏饮是专治气痛的方子。气痛是由于大怒等七情失调而引起，可以用香苏饮加延胡索二钱行气止痛，七气汤的效果也很不错。也可以用百合一两、乌药三钱，水煎服治疗。

---

[1] 奉：遵循，遵守。

[2] 虫痛：又名虫啮心痛、虫咬心痛、虫心痛，出自《千金要方》。是指胃肠中寄生虫所致的疼痛。疼痛以时作时止，甚则吐泻蛔虫，痛后饮食如常为特点，常伴内热烦躁，小儿可见嗜食异物，唇舌上可见小白点。如虫过多，还可形成虫积，症见面色乍赤、乍白、乍青，消瘦，肚大青筋暴露等。

[3] 注痛：《诸病源候论·食注候》说："注者，住也。言其病连滞停住，死又注易旁人也。"所以，注有传染的意思，如尸注、疫注、食注等。"注痛"，系入山林古庙古墓及感一切异气而痛，注痛除有心腹痛外，还伴有神志不清、言语错乱、肢厥、口噤不开，两手脉象不一致，乍大乍小等症状。

[4] 气痛：又名气心痛，出自《医学心悟》，是指由于大怒或忧郁等原因所引起的胃脘痛。实证见胸中气滞，攻刺作痛，游走不定，治宜理气降逆，用香苏散、沉香降气散等。虚证，按之则痛减，脉大无力，治宜和中理脾，用香砂六君子汤加减。

四血痛[1] 失笑先 瘀血作痛，痛如刀割，或有积块，脉涩，大便黑，宜桃仁承气汤、失笑散。

第四是瘀血作痛，可首先考虑用失笑散来治疗。瘀血作痛，临床表现为痛如刀割，或有积块，脉涩，大便色黑，可选用桃仁承气汤、失笑散等活血化瘀止痛方剂来治疗。

五悸痛 妙香诠（quán）[2] 悸痛，即虚痛也。痛有作止，喜按，得食稍止，脉虚弱，宜妙香散或理中汤加肉桂、木香主之。

第五是悸痛，用妙香散来治疗是合理的。悸痛是一种虚性疼痛，表现为时痛时止，痛时喜按，进食后疼痛可以缓解或停止，脉搏虚软无力。可以用妙香散补益气血、安神定惊，或用理中汤加肉桂、木香治疗。

六食痛[3] 平胃煎 食积而痛，嗳腐吞酸，其痛有一条杠起者，宜平胃散加山楂、谷芽主之。伤酒，再加葛根三钱、砂仁一钱。然新伤吐之、久伤下之为正法。

第六是食痛，可煎服平胃散治疗。食痛多因饮食积滞所致，症状表现为嗳腐吞酸，痛时感觉胃部有物扛起，可用平胃散加山楂、谷芽消食导滞，和胃化湿来治疗。因饮酒过度所致的疼痛，再加葛根三钱、砂仁一钱。治疗食痛初起时可酌用涌吐药，将食滞吐出；病久者则用泻下药，排除宿食积滞。

七饮痛[4] 二陈咽[5] 停饮作痛，时吐清水，或胁下有水声，宜二陈汤加白术、泽泻主之。甚者，十枣汤之类亦可暂服。

第七是饮痛，可饮服二陈汤。饮痛多因水饮内停所致，表现为呕吐清水，或胁下有水声，用二陈汤加白术、泽泻健脾化湿、行气利水来治疗。严重者，可以暂时使用十枣汤等攻逐水饮之类的处方。

[1]血痛：又名死血心痛、蓄血心痛，出《医学心悟》，即瘀血引起的疼痛。瘀血本是一种病理产物，但它又可以作为一种病因作用于人体，阻塞脉络，致使气血不通而发生疼痛。多见于外伤后瘀血未能消散、慢性胃肠疾患、妇女月经不调、妊娠病、产后瘀血停留及癥瘕积聚等病证。疼痛以痛处固定不移，痛如刀割针刺为特征，并伴有瘀血阻络，血不归经而出血和新血不生，机体失荣等症状。

[2]诠：事物的道理，这里作合理解。

[3]食痛：又名食心痛，出《千金要方》，是由饮食积滞，消化障碍所引起的胃痛或腹痛。痛时胃部如有物扛起，可用平胃散加山楂、麦芽等消导药治疗。初起时可酌用涌吐药，将食滞吐出；时间久了则当用泻下药，排除宿食积滞，这样才是比较全面的治法。

[4]饮痛：又名饮心痛，出《千金要方》，指停饮作痛。胸腹部的饮痛因水饮停留部位和症状的不同而有不同名称，如"水走肠间，沥沥有声"的痰饮；"饮后水停胁下，咳唾引痛"的悬饮等等。饮痛的主要症状是疼痛伴时吐清水，或肠间、胁下有水声等。

[5]咽：服用。

八冷痛[1] 理中全 冷痛，身凉、脉细、口中和，宜理中汤加附子、肉桂主之。兼呕者，吴茱萸汤主之。

第八是冷痛，采用理中丸较为贴切。冷痛，临床表现为身凉、脉细、口不渴，用理中汤加附子、肉桂温中散寒止痛。兼呕吐者，用吴茱萸汤温中补虚，降逆止呕治之。

九热痛[2] 金铃痊[3] 热痛，身热、脉数、口中热，宜金铃子、延胡索各二两，研末，黄酒送下二钱。名金铃子散，甚效。如热甚者，用黄连、栀子之类，入生姜汁治之。

第九是热痛，用金铃子散治疗就能痊愈。热痛，临床表现为身热、脉数、口中热。用金铃子散治疗，即金铃子、延胡索各二两，研末，黄酒送下二钱，效果很好。发热严重者，用黄连、栀子之类，加生姜汁治疗。

腹中痛 照诸篇 脐上属太阴，中脐属少阴，脐下属厥阴，两胁属少阳、厥阴之交界地面，宜分治之，然其大意与上相同。

腹中疼痛，应该按照张仲景著作中治疗腹痛的各篇方论分别处理，但大体上和上面所讲的差不多。腹部分属于不同的脏腑和经络，如脐上属太阴，脐中属少阴，脐下属厥阴，两胁属少阳、厥阴之交界。

金匮法 可回天[4] 《金匮要略》中诸议论，皆死证求生之法。

《金匮要略》中有许多治疗腹痛的方法，效果非常突出，这些论述和方药都应该作为我们好好学习的榜样。

---

[1]冷痛：又名冷心痛、冷气心痛，出《千金要方》，即因寒作痛。寒邪主收引、主凝滞、主痛，故无论外受寒邪，还是内伤脾胃虚寒，都可出现疼痛症状。外感寒邪或过食生冷，寒积于中的实寒证往往起病急骤，疼痛剧烈，得热则痛减；虚寒证的疼痛往往不甚剧烈，多为隐隐作痛，绵绵不断，喜暖喜按，并伴有阳气虚的常见症状。

[2]热痛：又名热心痛，出《千金要方》。因热毒入心，或因常服热药，致热郁作痛。症见胃脘灼热剧痛，畏热喜冷，时作时止，或兼见面目赤黄，身热烦躁，掌中热，大便坚。治宜解郁泻热，以金铃子散加减。

[3]痊：病愈。

[4]回天：是指治愈疾病，挽救生命的意思。

诸方论[1]　要拳拳[2]　《中庸》云：得一善则拳拳服膺，而弗失之矣。腹满痛而下利者，虚也。吐泻而痛，太阴证也，宜理中汤；雷鸣、切痛、呕吐者，寒气也，宜附子粳米汤。此以下利而知其虚也。胸满痛而大便闭者，实也。闭痛而不发热者，宜厚朴三物汤专攻其里；闭痛而兼发热者，宜厚朴七物汤兼通表里；闭痛、发热、痛连胁下、脉紧弦者，宜大黄附子汤温下并行，此以便闭而知其实也。若绕脐疼痛，名寒疝，乌头煎之峻，不敢遽（jù）用，而当归生姜羊肉汤之妙，更不可不讲也。

这些论述和方药都是我们学习的榜样。举例而言，腹部满痛，下利者，属于虚证；呕吐泄泻，腹痛，属于太阴证，可以用理中汤治疗；腹中雷鸣，疼痛剧烈，呕吐者，属于体内有寒，宜附子粳米汤治疗。上述病证是根据其表现为下利的症状而诊断其为虚证。若见胸部胀满疼痛，大便不通者，属于实证。不发热者，可以用厚朴三物汤行气通便，专攻其里；发热者，宜厚朴七物汤解表通里；发热，痛连胁下，脉紧弦者，宜大黄附子汤温里与泻下并用。上述病证是根据其表现为大便不通的症状而诊断其为实证。如果绕脐疼痛，称为寒疝，乌头煎因其散寒止痛作用强烈，不宜仓促使用，而当归生姜羊肉汤温中补虚，效果奇妙，可以酌情选用。

又胸痹[3]　非偶然　胸膺之上，人身之太空也。宗气积于此，非偶然也。

胸部是人体宗气所积聚的地方，因此胸痹病的发生也不是偶然的。

薤（xiè）白酒　妙转（zhuǎn）旋　栝（guā）蒌（lóu）薤白白酒汤或加半夏或加枳实、薤白桂枝汤之类，皆转旋妙用。

栝蒌薤白白酒汤或加半夏或加枳实、薤白桂枝汤之类，温阳益气，豁痰宣痹，对胸痹有扭转病情的妙用。

---

[1] 诸方论：指《金匮要略·腹满寒疝宿食病脉证并治篇》中所记载的理论和方剂。

[2] 拳拳：遵守不渝的意思。

[3] 胸痹：出《灵枢·本脏》。是指由于痰浊阻滞，胸中阳气不振，气血不畅，脉络不通所致的胸部憋闷、疼痛，胸痛彻背，喘息，不得平卧等。以温阳益气、豁痰宣痹为法，常以栝楼薤白白酒汤加减。

虚寒者[1] 建中填　心胸大寒，痛
呕不能饮食，寒气上冲，有头足，不可触
近，宜大建中汤主之。上中二焦，为寒邪
所痹，故以参姜启上焦之阳，合饴糖以建
立中气，而又加椒（jiāo）性之下行，降
逆上之气，复下焦之阳，为补药主方。

如果胸痹是属于虚寒性的，这是中气虚的缘
故，就可以用大建中汤来补虚助阳，充实中气。盖
虚寒性的胸痹，临床表现为胸中剧烈疼痛，呕吐
不能饮食，寒气上冲，皮肤鼓起，出现头足的形
状，疼痛不可接触，应用温阳补虚、散寒止痛的
方法来治疗，宜选用大建中汤。因寒邪痹阻上焦
与中焦，故方中用人参、干姜开启上焦的阳气，
饴糖健运中焦阳气，蜀椒下气散寒，使上逆之气
下降，助下焦命门阳气。因此，大建中汤为补药
之主方。

## 膈食反胃第八

膈（gé）食病[2] 津液干　方书名
膈者，以病在膈上是也。又名隔者，以食
物不下而阻隔也。津液干枯为膈食病源。

膈食病是由于胃中津液干枯所致。方书中所
说的"膈"，是指病位在膈上。又有说"隔"的，
则是指食物被阻隔在膈上，不能下行的症状表现。

胃脘[3] 闭　谷食难　胃脘干枯闭
小，水饮可行，食物难下。

胃脘津液干枯，闭塞变小，虽然水饮可下行，
但是食物下咽困难。

时贤[4]法　左归[5]餐　赵养葵用
大剂六味汤主之。高鼓峰仿赵养葵之法，
以六味加生地、当归主之。杨乘六[6]用
左归饮去茯（fú）苓（líng），加当归、生
地。以左归饮中有甘草引入阳明，开展胃

近代名医治疗膈食病所采用的方法，是让病
人服用左归饮一类的方剂。例如，赵献可（养葵）
主要用大剂量的六味地黄汤治疗此病。高鼓峰模
仿赵献可的方法用六味地黄汤加生地黄、当归治
疗。杨乘六用左归饮去茯苓加当归、生地黄治疗。
因为左归饮中有甘草，可以引药入足阳明胃经，

---

[1] 虚寒者：指虚寒性的心腹部疼痛，症见心胸中大寒痛，不能饮食，寒气上冲，不可触近。

[2] 膈食病：又名噎膈，首载《内经》。是指食物被阻于膈上，不能下入胃肠的一种疾病。主要脉症是吞咽
梗阻，饮水可下，谷食难进，胸膈痞满，形体干枯，大便燥如羊粪，舌红而干，脉弦细数。这种病的成因多由于
忧思郁怒，饮食失宜，劳倦内伤等，致使脏气不和，气血瘀结，填塞胸膈，津液干枯而成。

[3] 胃脘：指胃的内腔。《灵枢·四时气》："饮食不下，膈塞不通，邪在胃脘。"上口贲门部为上脘，中部为
中脘，下部幽门为下脘。

[4] 时贤：指当时的名医。

[5] 左归：左归饮，是明代张景岳的处方，有滋肾阴、降肝火、和脾胃的功效。

[6] 杨乘六：清代医家。

阴。去茯苓者，恐其旁流入坎[1]，不如专顾阳明之速效也。

滋养胃阴。杨乘六使用左归饮去掉茯苓，是因为防止茯苓利水渗湿，使阴液流失，影响药效。

　　**胃阴**[2]**展　贲（bēn）门**[3]**宽**　如膏如脂，叠积胃底，即胃阴也。久膈之人，则胃阴亡矣。高鼓峰云：治膈食阳明尽之，阳明者胃也。但使胃阴充拓，在上之贲门宽展，则食物入；在下之幽门[4]、阑门[5]滋润，则二便不闭，而膈证愈矣。

　　胃中的津液如膏如脂，叠积胃底。久患膈食病的人，则胃阴已经严重亏耗。高鼓峰说：治疗膈食病，应该专治足阳明胃经。只有使胃中津液充实，胃的上口贲门部位展开，食物即容易通过；胃的下口幽门、阑门得到滋养濡润，则大小便通畅，这样就可以治愈膈食病。

　　**启膈饮　理一般**　启膈饮亦是和胃养阴之意。但此方泄肺气之郁，彼方救肾水之枯，一阴一阳，宜择用之。

　　至于《医学心悟》用启膈饮来治疗膈食证，仍是和胃滋阴的一般方法。但是启膈饮长于开散肺气的郁结，而左归饮功专滋补肾阴的亏虚，两个方子分别从阴阳的不同角度来调理，可以根据具体病情选择使用。

　　**推至理**[6]**冲脉**[7]**干**[8]　张石顽云：膈咽之间，交通之气不得降者，皆冲脉上行，逆气所作也。

　　我们进一步探讨病理就可以知道，膈食病是与冲脉之气上逆有关。正如张石顽所言："冲脉之气上逆，可导致咽喉与胸膈之间的气不能下降。"

　　**大半夏　加蜜安**　冲脉不治，取之阳明。仲景以半夏降冲脉之逆，即以白蜜

　　张仲景用大半夏汤加蜂蜜来治疗此证，目的就在于抑制冲脉上逆之气，又可以滋润胃脘的枯

---

[1]坎：八卦之一，象征水，此处系指肾。

[2]胃阴：胃中津液等物质。

[3]贲门：胃的上口。

[4]幽门：胃的下口。

[5]阑门：大小肠交界部位，形容此处如门户间的门阑，故称为阑门。

[6]至理：更深刻一些的理论。

[7]冲脉：奇经八脉之一，为总领诸经气血的要冲。它的主要支脉沿腹腔前壁夹脐上行，至胸中而散。因此，凡见自下而向上冲逆的病证，古人就认为是冲脉之气作乱。

[8]干：干扰、作乱。

润阳明之燥，加人参以生既亡之津液，用甘澜水以降逆上之水液。古圣之经方，惟仲景知用之。

燥，可以达到去病安康的目的。方中用半夏抑制冲脉上逆之气，用白蜜滋润胃脘的枯燥，再加人参以益气生津，用甘澜水潜降上逆的水液。

**金匮秘　仔细看**　《金匮》明明用半夏，后人诸书，皆以半夏为戒。毁圣之说，倡自何人？君子恶之！

这是《金匮要略》的治疗秘诀，我们应该仔细地研究。《金匮要略》中治疗膈食病明明用的是半夏，可是后人所写的很多书籍却认为不能用半夏治疗膈食病，这种说法毁坏了圣人的学说，应该得到纠正。

**若反胃**[1]**　实可叹**　食得入而良久反出，名为反胃。

若是得了反胃病，这实在是令人可叹的病症。反胃就是指饮食入胃，经过很久时间，由胃反出的病。

**朝（zhāo）暮吐　分别看**　朝食暮吐，暮食朝吐，与膈食证宜分别而药之。

反胃有朝食暮吐、暮食朝吐、宿谷不化等症状，都应该与膈食病分别看待，而采用不同的治疗方法。

**乏火化**[2]**　属虚寒**　王太仆云：食不得入，是有火也。食入反出，是无火也。此证属中焦、下焦火衰无疑。

反胃的原因是胃中火气衰弱，不能消化食物，属于虚寒性的病症，应该用补火助阳的药物来增强胃的功能。而王冰（太仆）则说：饮食不能入胃，是因为胃中有火。两相对照，以资鉴别。

**吴萸饮　独附丸**　妙在吴萸镇厥阴逆气，配入甘温，令震[3]坤[4]合德，土木不害。生附子以百沸汤候温，浸去盐，日换汤三次。三日外去皮，放地上，四面以砖围，外以炭火烧一时，则附子尽裂，

吴茱萸汤、独附丸之类的处方可以治疗反胃。吴茱萸汤可以降厥阴肝经的逆气而止呕吐，使肝脾调和。独附丸即用百沸汤将生附子浸去盐，一天换三次汤。三日后去除附子的外皮，放在地上，四面用砖围上，外面用火烧一个时辰，使附子裂开，乘热往里面加入姜汁，大概一斤附子加一斤

---

[1] 反胃：又叫胃反。主要症状是食物吃进去没有阻隔，但不能消化，经过一段时间后，又吐出来。《金匮要略》对此症有生动的描述："朝食暮吐，暮食朝吐，宿食不化，名曰反胃。"

[2] 乏火化：指反胃这种病的病因是中焦无火，就好像锅下没火，食物难以腐熟一样，不能消化食物。

[3] 震：八卦之一，代表雷。在人体代表肝。

[4] 坤：八卦之一，代表地。在人体代表脾、胃、肌肉。

乘热投以姜汁，又如法制之。大抵一斤附子配一斤姜汁，以姜汁干为度，研末蜜丸。以粟米稀粥，送下二钱。

姜汁，姜汁干后，研末制成蜜丸。用粟米稀粥，送服二钱。

六君类　俱神丹　六君子汤加姜附及附子理中汤之类。

六君子汤，或加干姜、附子，以及附子理中汤等也都是治疗膈食病的有效方剂。

# 气喘第九

喘促证[1]　治分门　气急而上奔，宜分别而治之。

喘促是呼吸急促，气往上奔的病证，首先应辨明病因、分门别类，然后给予不同的治疗。

鲁莽辈[2]　只贞元[3]　贞元饮是治血虚而气无所附，以此饮济之、缓之。方中熟地、当归之润，所以济之。甘草之甘，所以缓之。常服调养之剂，非急救之剂也。今医遇元气欲脱上奔之证，每用此饮，以速其危，良可浩叹！

但一些粗枝大叶的医生们，只知道用贞元饮一个方子，结果促使体内阴寒水气太盛，肾中虚火上浮，元气有上脱的危险。贞元饮本是治疗血虚气无所依附的处方，具有补益和缓急的作用。方中熟地黄、当归甘润滋补，甘草味甘可以缓急。贞元饮为调养的方子，可以平常服用，但不属于急救的处方。如果遇到元气欲脱，气急上逆的病证，再用本方，则将导致病情更加危险。

阴霾（mái）[4]　盛　龙雷[5]　奔　喘证多属饮病。饮为阴邪，非离照当空，群阴焉能退避。若地黄之类，附和其阴，则阴霾冲逆肆空，饮邪滔天莫救，而龙雷之火，愈因以奔腾矣。

喘症多属于饮病，而饮为阴邪，只有阳光普照大地，才能使阴云消散。若治疗本病用地黄之类阴寒滋腻的药物，则可促使体内阴寒水气更盛，肾中虚火上浮，元气有散脱的危险。

[1]喘促证：指呼吸急促的临床症状。

[2]鲁莽辈：指那些粗心不细致的医生。

[3]贞元：指贞元饮，《景岳全书》方。主治血虚气无所依附的喘证。

[4]阴霾：原指空气中因悬浮着大量的烟尘而形成的混浊现象。此处比喻人体被水寒之气所充斥。

[5]龙雷：此处指下焦肝肾的虚火。中医学认为喘证多属饮病，饮为阴邪，如阴寒之邪过盛，就可逼迫弱小的阳气浮越于上，故有"雨越大，龙越腾"之说。

实喘者　痰饮<sup>[1]</sup>援<sup>[2]</sup>　喘证之实者，风寒不解，有痰饮而为之援，则咳嗽甚而喘证作矣。

实证的气喘，多由外感风寒不解，体内素有痰饮而引发。咳嗽甚则喘证作矣。

葶（tíng）苈（lì）饮　十枣汤　肺气实而气路闭塞为喘者，以葶苈大枣泻肺汤主之。咳嗽气喘，心下停饮，两胁满痛者，以十枣汤主之。

治实喘可用葶苈大枣泻肺汤以泻肺行水，下气平喘。若见咳嗽气喘、心下停饮、两胁满痛，属水饮壅盛者，可以用十枣汤攻逐水饮来治疗。

青龙辈　撤其藩（fān）<sup>[3]</sup>　此方解表，兼能利水，治内外合邪，以两撤之。

若同时有风寒袭表，就得用小青龙汤一类的方剂，一面解表散寒，一面去痰行水。如此，就能把因于体表的风寒和体内的水饮一齐撤掉，如同撤掉藩篱一般。

虚喘<sup>[4]</sup>者　补而温<sup>[5]</sup>　虚喘气促，不能接续，脉虚细无力，温补二字宜串看。有以温为补者，有以补为温者，切不可走于贞元一路，留滞痰涎也。

虚证的气喘，主要表现为喘而气促，不能接续，脉搏虚细无力，应该用补益肺肾和温化痰饮的方法治疗，而不应该采用贞元饮之类的处方，以免使痰涎留滞。

桂苓类　肾气论　仲景云：气短有微饮者，宜从小便去之，桂苓术甘汤主之，肾气丸亦主之。

张仲景说：呼吸气短，微弱无力，属于水饮内停，可以采用利小便的方法使水饮排出，用苓桂术甘汤、肾气丸之类温化痰饮的处方来治疗。

---

［1］痰饮：痰和饮都是由于水液代谢障碍而产生的病理产物。分别来说，稠浊的叫痰，清稀的叫饮，现多并称。

［2］援：引起，招来。

［3］藩：篱笆或屏障。

［4］虚：病证名，见《医林绳墨》，指气喘由于正气虚者。多因禀赋不足，或大病之后，真元耗损，致脏气虚衰，肺气失主，肾不纳气而成。一般起病较缓，病程较长，以呼吸短促，语声低微，动则气喘为主要症状。

［5］补而温：补益肺肾，温化痰饮之法。

平冲逆<sup>[1]</sup> 泄<sup>[2]</sup> 奔豚（tún）<sup>[3]</sup> 冲气上逆，宜小半夏加茯苓汤以降之。奔豚证初起，脐下动气，久则上逆冲心，宜茯苓桂枝甘草大枣汤以安之。

一般来说，水饮上逆的病症要用温降之法，宜小半夏加茯苓汤。奔豚病初起，感到脐下有动气，病久则气上冲于心，用温散寒邪、平降冲逆的方法治疗，宜茯苓桂枝甘草大枣汤。

真武剂 治其源 经云：其标在肺，其本在肾。真武汤为治喘之源也。

《内经》云：治疗喘证，治标在肺，治本在肾，而真武汤就是虚寒性痰饮气喘的治本方剂。

金水母<sup>[4]</sup> 主诸坤<sup>[5]</sup> 肺属金而主上，肾属水而主下，虚喘为天水不交之危候，治病当求其本。须知天水一气，而位乎天水之中者，坤土也。况乎土为金母，金为水母，危笃之症，必以脾胃为主。

肺属金，主水之上源；肾属水，主水之下源。虚喘为肺肾不交的危险证候，治病应治本，而坤土居于天水的中间。更何况脾土是肺金之母，肺金又是肾水之母，所以对于虚喘的危险证候，还应兼以调补脾胃为主，这才是治本的方法。

六君子 妙难言 六君子汤加五味、干姜、北细辛，为治喘神剂。面肿加杏仁；面热如醉加大黄。此法时师闻之，莫不惊骇，能读《金匮》者，始知予言之不谬也。

用补脾益气的六君子汤加五味子、干姜、细辛来治疗虚喘，有难以形容的妙处。面部浮肿者，可以加杏仁；面部发热、色红如醉者，可以加大黄。当下的医生听到这种治法都非常惊异，但是读过《金匮要略》的人，都知道我说的这种治疗方法是对的。

---

［1］冲逆：指冲脉之气上逆的现象。

［2］泄：指行水利小便的治法。

［3］奔豚：古病名，出《灵枢·邪气脏腑病形》，又名贲豚、奔豚气。《难经》将此列为肾之积，称为奔豚，属五积六聚之一。症状是气从少腹上冲心，或冲咽喉，像小猪一样的向上奔突，并有喘逆、少气等症。

［4］金水母：在中医的五行学说中，将五脏分别配属于五行，即肺属金、肾属水、脾属土、肝属木、心属火。按五行相生的次序是木生火、火生土、土生金、金生水、水生木。"生我"者为"母"，"我生"者为"子"，所以说金为水之母，土为金之母。

［5］主诸坤：坤为八卦之一，代表地。中医学以土地配属中焦脾胃。土能生金，是说脾胃健运可以充养肺气（土生金），肺气充足又可充养肾气（金生水）。因此，虚喘证可以用健运脾胃的方法，从根本上改善机体的状况，此属于中医五行学说"虚则补其母"的治疗方法。

他标剂[1] 忘本根　惟黑锡丹镇纳元气，为喘证必用之剂。此外，如苏子降气汤、定喘汤及沉香黑铅丹，皆是害人之剂。

另外，黑锡丹具有镇纳元气的作用，可以镇摄浮阳，降气平喘，为治疗喘证必用的方剂。至于其他方剂，如苏子降气汤、定喘汤及沉香黑铅丹，陈修园认为都是治标的处方，有害于人，不能服用。

## 血证第十

血之道[2] 化中焦[3]　经曰：中焦受气取汁，变化而赤是谓血。

血液生成的道理，是在中焦吸取水谷精气，变化而成。

本冲任[4] 中溉浇　血之流溢，半随冲任而行于经络。

血液的功能，一方面是随着冲脉和任脉流行于经络，在人体内部起到灌溉营养的作用。

温肌腠[5] 外逍遥[6]　血之流溢，并散于脉外而充肌腠皮毛。

另一方面则散行于人体外表，使肌肉和皮肤得到温养，保持正常的生理机制，不致有疾病侵袭，而逍遥自在。

六淫[7] 逼 经道[8]摇　六淫者，风、寒、暑、湿、燥、火也。经，常也。道，路也。言血所常行之路也，外邪伤之则摇动。

人体遭受风、寒、暑、湿、燥、火六种外来邪气的侵逼，扰乱了血液正常流行的道路。

---

[1]标剂：治疗标证的方剂，即只治疗疾病的症状而不能治疗病机本质的方剂。

[2]血之道：指血液生成的道理。

[3]化中焦：是指血液生成的物质基础主要来源于中焦脾胃。

[4]冲任：指冲脉和任脉，均属奇经八脉，参与人体内部气血的运行和调节。

[5]肌腠：肌，指肌肉。腠，指腠理，也就是皮肤与肌肉的交接之处。

[6]逍遥：自由自在，无拘无束的样子。此处指没有病邪的侵袭，健康无病的状态。

[7]六淫：风、寒、暑、湿、燥、火六种外来的邪气。

[8]经道：指人体气血循行的道路。

**宜表散　麻芍条**[1]　外伤宜表散。东垣治一人内蕴虚热，外感大寒而吐血。法仲景麻黄汤加补剂，名麻黄人参芍药汤，一服而愈。

这时应该兼用发汗解表的方法，用李东垣的麻黄人参芍药汤就是一个很好的例子。东垣曾用本方治疗内有虚热、外感大寒而致吐血的患者，服用一次就痊愈了。

**七情病　溢如潮**　七情者，喜、怒、哀、惧、爱、恶、欲也。七情之动，出于五志。医书恒谓五脏各有火，五志激之则火动，火动则血随火而溢。然五志受伤既久，则火为虚火，宜以甘温之法治之。

七情过激可以化火，火热扰动血行就可引起出血。临床常见的肝火迫肺引起的咯血；横犯脾胃所致的吐血，都属这个范围。这种出血的量往往较大，好像潮水上涌一样。然而如果五志受损日久，则易耗气伤阴而成虚火，就应该用甘温除热的方法治疗。

**引导**[2]**法　草姜调**　甘草干姜汤，如神，或加五味子二钱。火盛者，加干桑皮三钱、小麦一两。时医因归脾汤有引血归脾之说，谓引血归脾即是归经。试问脾有多大，能容离经之血成斗成盆，尽返而归于内而不裂破乎？市医固无论矣，而以名医自负者，亦蹈此弊，实可痛恨！

治疗的方法：一种是引血归经法，如甘草干姜汤，或加五味子二钱。火盛者，加干桑皮三钱、小麦一两。当下的医生因为听说归脾汤有引血归脾的说法，就把引血归脾认为是引血归经。请问脾有多大，能够容下大量的离经之血，而不至于破裂？一般的医生有这种认识也就算了，而那些以名医自居者也这样认为，实在是有些让人痛恨！

**温摄**[3]**法　理中超**　理中汤加木香、当归煎服。凡吐血服凉药及滋润益甚，外有寒冷之象者，是阳虚阴走也，必用此方。血得暖则循行经络矣。此法出《仁斋直指》。

另外一种是温补收摄法，以理中丸为最好。可以用理中汤加木香、当归煎服。只要是吐血的患者，服用凉药及滋润药物后，病情更加严重，并伴有寒冷表现的，是属于阳虚，一定要用此方治疗。因为血得温暖则可在经络中正常循行而不会溢出经络，这种治疗方法出自《仁斋直指方论》。

---

[1] 麻芍条：指麻黄人参芍药汤。此方为李东垣法张仲景麻黄汤而创，治内蕴虚热，外感寒邪所致的吐血证。

[2] 引导：引导血流，使其回到正常运行的道路中去。

[3] 温摄：用温补药物使达到收摄止血的目的。

凉泻[1]法 令瘀销[2]　火势盛,脉洪有力,寒凉之剂原不可废。但今人于血证,每用藕节、黑栀(zhī)、白及、旧墨之类以止涩之,致留瘀不散,以为咳嗽虚劳之基。《金匮》泻心汤,大黄倍于芩连,为寒以行瘀法。柏叶汤治吐不止,为温以行瘀法。二方为一温一寒之对子。

此外,还有一种凉血泻瘀法,如泻心汤,可以使瘀血消散而不致积瘀成劳。火势盛,症见脉洪有力者,需要用寒凉止血的方剂。而现在有些医家常用藕节、黑栀、白及、旧墨等收敛止血,则容易导致瘀血内留,使血证发展成为咳嗽、虚劳。《金匮要略》的泻心汤中,大黄的用量大于黄芩、黄连,即用清热凉血、活血化瘀的方法以止血,可以使瘀血消散而不致积瘀成劳。而柏叶汤治疗吐血不止,是采用温经化瘀的方法以止血。这两个方子,一个通过凉血以化瘀,一个通过温经以化瘀,寒温相对,以资鉴别。

赤豆散[3] 下血标[4]　粪前下血为近血[5],《金匮》用当归赤小豆散。

《金匮要略》中的当归赤豆散,是治疗大便前下血证(近血)的一个很标准的方子。

若黄土[6] 实翘翘[7]　粪后下血为远血[8],《金匮》用黄土汤。

而黄土汤则是一个更突出的方子,它不但能治大便后下血(远血),凡吐血、衄血、大便出血、小便出血、妇人血崩,以及血痢久不止等一切失血证,如果长久不愈的,都适用。

一切血 此方饶[9]　黄土汤,不独粪后下血方也。凡吐血、衄血、大便血、小便血、妇人血崩及血痢久不止,可以统治之。以此方暖中宫土脏,又以寒热之品互佐之,步步合法

黄土汤温阳健脾,养血止血。黄土汤不仅是治疗远血的处方,凡吐血、衄血、大便出血、小便出血、妇人血崩、血痢久而不止等一切失血证,都可以使用。方中药物寒温并用,标本兼治,又以黄芩等寒凉之品佐制之,步步合法也。陈修园

[1]凉泻:用寒凉性质的药物来泻热消瘀。

[2]销:去掉。

[3]赤豆散:赤小豆当归散,《金匮要略》方,治近血。原文说:"下血,先血后便,此近血也,赤小豆当归散主之。"

[4]标:标准。

[5]近血:先血后便,称为近血。

[6]黄土:黄土汤,《金匮要略》方,治远血。原文说:"下血,先便后血,此远血也,黄土汤主之。"

[7]翘翘:了不起、了不得的意思。

[8]远血:仲景将下血分为远血、近血两类。若先便后血,血来自直肠以上的部位,称为远血。

[9]饶:多的意思,此处指黄土汤的用途广泛。

也。五脏有血，六腑无血。观剖诸兽腹心下夹脊，包络中多血，肝内多血，心、脾、肺、肾中各有血，六腑无血。近时以吐血多者，谓为吐胃血，皆耳食昔医之误，凡吐五脏血必死。若吐血、衄血、下血，皆是经络散行之血也。

认为：五脏存血，六腑无血。他通过解剖兽类观察发现，心包络中多血，肝内多血，心、脾、肺、肾中各有血，而六腑无血。当时的医生将吐血量多的称为吐胃血，都是承袭了以往的错误见解，陈氏认为五脏吐血则必死。而吐血、衄血、下血，都是经络散行，流溢脉外的血液。

# 水肿第十一

水肿病[1] 有阴阳[2] 肿，皮肤肿大。初起目下有形如卧蚕，后渐及于一身，按之即起为水肿，按之陷而不起为气肿。景岳以即起为气，不起为水，究之气行水即行，水滞气亦滞，可以分，可以不必分也。只以阴水阳水为分别。

水肿病有阴水、阳水的不同。水肿病指皮肤肿大，初起时眼睑浮肿，好像有蚕卧在那里，以后逐渐肿及全身。凡用手按之，立即恢复原状的叫作水肿；按之下陷而不恢复的，叫做气肿。张景岳常将其分为气肿和水肿，但气行水亦行，气滞水亦滞，二者常相伴而生，因此水肿和气肿可以分开，也可以不作区分。

便清利 阴水[3] 殃（yāng） 小便自利、口不渴属寒，名为阴水。

若小便颜色清淡而畅行、口不渴的，属于寒证，称为阴水。

便短缩 阳水[4] 伤 小便短缩、口渴属热，名为阳水。

如果小便颜色黄赤而短小、口渴的，属于热证，则为阳水。

---

[1]水肿病：是体内水液潴留，泛溢肌肤，临床以头面、眼睑、四肢、腹背，甚至全身浮肿为特征的一类病证。

[2]阴阳：指水肿按病性划分的两种类型，即阴水、阳水。阳水多属实属热，阴水多属虚属寒。一般而言，年壮新病多阳水，年老久病多阴水。

[3]阴水：水肿之虚证。多因脾肾亏虚，气化不利所致。病多逐渐发生，日积月累，或由阳水转化而来，肿多由下而上，继及全身，肿处皮肤松弛，按之凹陷不易恢复，甚则按之如泥，兼见不烦渴、小便少但不赤涩，大便稀薄，神疲气怯等里、虚、寒证，病程较长。《金匮要略》中的正水、石水多属此类。

[4]阳水：水肿之实证。多因风邪外袭，水湿浸渍，致肺不宣降，脾不健运而成。发病较急，每成于数日之间，肿多由上而下，继及全身，肿处皮肤绷急光亮，按之凹陷即起，兼见烦热，口渴，小便赤涩，大便秘结等表、热、实证，一般病程较短。《金匮要略》中的风水、皮水多属此类。

**五皮饮**[1] **元化**[2] **方** 以皮治皮，不伤中气。方出华元化《中藏经》。

五皮饮是华佗《中藏经》所载的方子，用药材的外皮治疗皮肤疾病，不易损伤中气，是治疗水肿的通用方，各类水肿都可在此方的基础上加减使用。

**阳水盛 加通防** 五皮饮加木通、防己、赤小豆之类。

治疗阳水，可在五皮饮的基础上加木通、防己、赤小豆之类以利水消肿。

**阴水盛 加桂姜** 五皮饮加干姜、肉桂、附子之类。

治疗阴水，则在五皮饮的基础上加肉桂、干姜、附子等温阳化气，利水消肿。

**知实肿**[3] **萝枳（zhǐ）商** 知者，真知其病情，而无两可之见。壮年肿病骤起，脉实者，加萝卜子、枳实之类。

如果诊断明确是实性的水肿，即患者多为年轻体壮之人，发病急骤，脉搏有力，多由水湿壅盛所致。可在本方中加入萝卜子、枳实之类以行气利水消肿。

**知虚肿**[4] **参术良** 老弱病久，肿渐成，脉虚者，加人参、白术之类。

如果是虚性的水肿，即患者多为年老体弱之人，发病缓慢，病程缠绵日久，水肿渐成，脉搏虚软无力，多由脾肾阳虚所致。可加入人参、白术之类，以益气健脾消肿。

**兼喘促 真武汤** 肿甚、小便不利、气喘、尺脉虚者，宜真武汤暖土行水。间用桂苓甘术汤化太阳之气，守服十余剂。继用导水茯苓汤，二剂愈。今人只重加味肾气丸，而不知其补助阴气，反益水邪，不可轻服也。

倘若水肿严重，小便不利，兼见气喘，尺脉虚弱的症状，则须用真武汤温阳利水。其间也可以用桂苓甘术汤温化水饮，连续服用十多剂，接着再服导水茯苓汤二剂就可痊愈。今人只重视加味肾气丸，但是却不知道其容易补助阴气，反而加重水邪积聚，所以不能轻易服用。

---

［1］五皮饮：《华氏中藏经》方，药用五种中药的皮，即生姜皮、桑白皮、陈皮、大腹皮、茯苓皮。功用利湿消肿、理气健脾，是治疗水肿通用的方剂。

［2］元化：即华佗，字元化，汉代名医。

［3］实肿：实性的水肿。凡病人年轻体壮，肿病初起，脉搏有力，以邪实为主的水肿称为实肿。

［4］虚肿：虚性的水肿。凡病人年老体衰，或久病不愈，元气已伤，水肿渐起，脉搏虚弱无力，以正虚为主的水肿称为虚肿。

**从俗**[1] **好 别低昂**[2] 以上诸法，皆从俗也。然从俗中而不逾先民之矩（jǔ）矱（yuē），亦可以救人。

以上都是一般通行的治法，虽然是合于治疗水肿病的法则，但是和《金匮要略》里所讲的理论和方剂比较一下，就分别出高低上下了。

**五水**[3] **辨 金匮详** 病有从外感而成者，名风水[4]。病从外感而成，其邪已渗入于皮，不在表而在里者，名皮水[5]。病有不因于风，由三阴结而成水者，名正水[6]。病有阴邪多而沉于下者，名石水[7]。病有因风因水伤心郁热，名黄汗[8]。《金匮》最详，熟读全书，自得其旨，否则鲁莽误事耳。药方中精义颇详，宜细玩之。

《金匮要略》把水肿病分为五种来详细论述，即风水、皮水、正水、石水、黄汗。其中因外感风邪而成的水肿称为风水。水气入里渗于四肢皮肤，不在肌表的称为皮水。肺、脾、肾三脏气化失常导致的水肿称为正水。阴寒水气凝结下沉导致的水肿称为石水。因感受风邪，加之水湿内郁，壅遏营卫，或脾胃湿热郁伏所引起的病称为黄汗。因此，应熟读《金匮要略》全书，领会其中的要领，不然就会容易鲁莽误事。其用药处方精详，要仔细研究。

**补天手**[9] **十二方**[10] 越婢（bì）汤、防己茯苓汤、越婢加白术汤、甘草麻黄

同时，《金匮要略》还载有12个具有很高疗效的处方，即：越婢汤、防己茯苓汤、越婢加术汤、

---

[1]俗：通用的、通俗的。

[2]低昂：高低、上下的意思。

[3]五水：《金匮要略》一书把水肿病分为风水、皮水、正水、石水、黄汗五种。

[4]风水：病名，水肿病之一，《金匮要略·水气病脉证并治》记载："风水，脉浮身重，汗出恶风者，防己黄芪汤主之。"

[5]皮水：病名，水肿病之一，《金匮要略·水气病脉证并治》记载："皮水为病，四肢肿，水气在皮肤中，四肢聂聂动者，防己茯苓汤主之。"

[6]正水：病名，水肿病之一，《金匮要略·水气病脉证并治》记载："正水，其脉沉迟，外证自喘。"

[7]石水：病名，水肿病之一，《金匮要略·水气病脉证并治》记载："石水，其脉自沉，外证腹满不喘。"

[8]黄汗：病名。《金匮要略·水气病脉证并治》记载："黄汗之为病，身体肿，发热，汗出而渴，状如风水，汗沾衣，色正黄如柏汁，脉自沉……"

[9]补天手：古代传说，女娲氏炼五色石以补天，这里用来比喻《金匮要略》中治疗水肿病的方剂都具有很好的疗效，有回天之功。

[10]十二方：指《金匮要略·水肿病脉证并治篇》中所载的12个方子，即越婢汤、防己茯苓汤、越婢加白术汤、甘草麻黄汤、麻黄附子汤、杏子汤、蒲灰散、黄芪芍药桂枝苦酒汤、桂枝加黄芪汤、桂枝去芍药加麻黄细辛附子汤、枳术汤，以及附方《外台》防己黄芪汤。

汤、麻黄附子汤、杏子汤、蒲灰散、芪芍桂酒汤、桂枝加黄芪汤、桂甘姜枣麻辛附子汤、枳术汤、附方《外台》防己黄芪汤。

甘草麻黄汤、麻黄附子汤、杏子汤、蒲灰散、芪芍桂酒汤、桂枝加黄芪汤、桂甘姜枣麻辛附子汤、枳术汤、附方《外台》防己黄芪汤。

肩斯道[1] 勿炎凉[2] 群言淆（xiáo）
乱衷于圣，以斯道为己任，勿与世为浮沉，余有厚望焉。

凡是肩负救死扶伤责任的医生们，切不可只知道一般通用的治标方剂，而把《金匮要略》中记载的这些经验良方给忽视了。

---

[1] 肩斯道：肩，担负、承担。斯道，指医学这门学问。
[2] 炎凉：这里比喻一个人没有正确的见解和坚定的信念，人云亦云，或跟着潮流跑。

# 卷　二

## 胀满蛊胀第十二（水肿参看）

胀[1]为病　辨实虚　胀者，胀之于内也。虚胀误攻则坏，实胀误补则增。

胀满这个疾病，首先应辨其虚实。胀者，主要是胸胁、脘腹胀满不舒。治疗虚证胀满，误用攻邪的方法则会加重病情，治疗实证胀满，误用补益的方法则愈补愈胀。

气骤滞　七气疏　七气汤能疏通滞气。

因气机突然阻滞所致的胀满，可用七气汤来疏通阻滞气机。

满拒按　七物祛　腹满拒按，宜《金匮》厚朴七物汤，即桂枝汤、小承气汤合用，以两解表里之实邪也。

腹部胀满、拒按者，宜用《金匮要略》之厚朴七物汤，即桂枝汤与小承气汤合用，来解除表里的实邪。

胀闭痛　三物锄　腹满而痛，若大便实者，宜《金匮》厚朴三物汤，行气中兼荡实法，以锄其病根。

腹部胀满、疼痛、大便闭结者，宜用《金匮要略》之厚朴三物汤，行气清胀兼涤荡腑实之邪，以祛除病根。

以上言实胀之治法。

以上是胀满之实证的治法。

---

[1] 胀：指胸胁脘腹部位胀满不舒的症状，可由多种原因引起，如气滞、食滞、大便秘结等。

若虚胀　且踌（chóu）躇（chú）[1]
仔细诊视，勿轻下药。

若胀满为虚证，则要仔细考虑，不可轻易下药。

中央[2]健　四旁如　喻嘉言云：执
中央以运四旁，千古格言。

脾胃功能强健，四旁就能通畅自如。正如喻昌（嘉言）所说的"执中央以运四旁"，这是一句千古格言。

参竺（zhú）典[3]　大地舆（yú）[4]
土木无忤则为复，《佛经》以风轮主持大地。余于此悟到治胀之源头。

印度佛经认为：土为四大元素（水、地、风、火）之一，可承载万物。我从此领悟到胀满的根源在于脾。

单腹胀　实难除　四肢不肿而腹大
如鼓。

若仅仅是腹部胀大而四肢不肿的单腹胀病，其病根实在难以祛除。

山风卦[5]　指南车[6]　《周易》卦
象，山风蛊。

"山风卦"在中医学中代表肝脾不和，可借来作为治疗单腹胀（蛊胀）的指导方针。

易[7]中旨[8]　费居诸[9]

对于《周易》里有关这方面的理论，我们应花一些时间来仔细研究。

---

[1]踌躇：再三斟酌考虑。

[2]中央：指脾胃，土居中央，脾胃属土，因此以中央代表脾胃。

[3]竺典：指佛经。佛经是从印度传来的，我国古称印度为天竺，故将佛经称为竺典。

[4]大地舆："大地"即土，能生长万物；"舆"是乘载的意思。"大地舆"即大地载乘万物的意思。

[5]山风卦：《周易》里的一卦，由艮卦与巽卦合成。艮为山，巽为风，故亦名山风卦、蛊卦。陈修园认为，艮代表脾土，巽代表肝木，肝胃本身以及肝胃相互之间关系的不正常，是造成蛊胀的原因。

[6]指南车：古代用来指示南北方向的工具。这里用来比喻指导方针。

[7]易：指《周易》，为古代典籍之一。

[8]旨：意义，宗旨，理论。

[9]费居诸：耗费时间的意思。《诗经》说："日居月诸。"居、诸本来是语助词，后来拿它代表光阴、时间。

# 暑证第十三

**伤暑证　动静商**　夏月伤暑分动静者，说本东垣。

按照李东垣的观点：夏天伤于暑气的病症，有动静之分。

**动而得　热为殃**　得于长途赤日，身热如焚，面垢，体倦，口渴，脉洪而弱。

暑证，因动而得，热是其主因，乃烈日高温下长途行路而致，临床表现为：身热如焚，面色污垢，疲倦乏力，口渴，脉洪大、按之无力。

**六一散　白虎汤**　六一散治一切暑证。白虎汤加人参者，以大汗不止，暑伤元气也，加苍术者，治身热足冷，以暑必夹湿也。

治疗可用六一散或白虎汤。其中，六一散治疗一切暑证。若见大汗不止，则为暑伤元气，可用白虎汤加人参以清热益气生津。因感受暑气的同时，容易感受湿邪，若见身热、足冷，可用白虎汤加苍术以解暑化湿。

**静而得　起贪凉**　处于高厦凉室，畏热贪凉，受阴暑之气。

暑证，因静而得，贪凉是其主因，常常是在阴凉之处坐卧，避热贪凉，感受阴暑之气而得，又称"阴暑"证。

**恶寒象　热逾常**　恶寒与伤寒同，而发热较伤寒倍盛。

阴暑证的恶寒症状与伤寒相同，但发热较伤寒更盛。

**心烦辨　切莫忘**　虽同伤寒，而心烦以别之；且伤寒脉盛，伤暑脉虚。

阴暑证与伤寒不同之处，在于其还伴有心烦症状。此外，伤寒的脉象搏动有力，而伤暑的脉象虚弱无力。

**香薷饮　有专长**　香薷发汗利水，为暑证之专药也。有谓夏月不可用香薷，则香薷将用于何时也？

香薷饮是治疗阴暑证的专方，香薷可发汗利水，是治疗暑证的专药，如果夏天不用香薷，那还什么时候用呢？

**大顺散　从症方**　此治暑天畏热贪凉成病，非治暑也。此舍时从症之方。

大顺散可以治疗暑天畏热贪凉所致疾病，但是它并非专用于治疗暑病，而是对症治疗之方。

**生脉散　久服康**　此夏月常服之剂，非治病方也。

生脉散常服有益于人体健康，这是夏天常用之方，但不是用来治病的。

**东垣法　防气伤**　暑伤元气，药宜从补，东垣清暑益气汤颇超。

暑邪容易耗损人体元气，治疗的药物宜偏重于补气。李东垣的清暑益气汤效果很好。

**杂说起　道弗彰**[1]　以上皆诸家之臆说。而先圣之道反为之晦，若行道人，不可不熟记之，以资顾问。

以上都是后世各家的学说，而张仲景治疗暑证的方法反而不被人重视，确实可惜。对于行医的人来说，应该熟记张仲景治疗暑证的方法以指导临床。

**若精蕴　祖仲师**[2]　仲景《伤寒论》《金匮要略·痉湿暍（yē）篇》，字字皆精义奥蕴。

要想熟知暑证的医学理论，应学习张仲景的《伤寒论》和《金匮要略》，其字字皆蕴藏着精深的道理。

**太阳病　旨在兹（zī）**[3]　仲师谓太阳中暍[4]，太阳二字，大眼目也。因人俱认为热邪，故提出太阳二字以暍醒之。寒暑皆为外邪，中于阳而阳气盛，则寒亦为热；中于阳而阳气虚，则暑亦为寒。若中于阴，无分寒暑，皆为阴证。如酷暑炎热，并无寒邪，反多阴证。总之，邪之中人，随人身之六气[5]、阴阳、虚实而旋转变化，非必伤寒为阴，中暑为阳也。

《金匮要略·痉湿暍病脉证并治》有治疗暑证的理论与治法。张仲景所说"太阳中暍"，是因人们认为中暑乃感受热邪所致，用"太阳"二字以引起人们的注意。寒邪和暑邪都是外邪。阳气盛者即使感受寒邪，也会出现发热的症状；阳气虚者即使感受热邪，也会出现寒象。如果中于阴经，不论感受寒邪还是暑邪，都为阴证。即使是酷暑炎热，虽然没有感受寒邪，也会出现阴证。总之，邪气侵袭人体，其性质完全由人体的六气、阴阳、虚实来决定，即伤寒不一定是阴证，中暑也不一定是阳证。

---

［1］弗彰：不被人重视。

［2］仲师：张仲景。

［3］兹：这里。

［4］中暍：病名，出自《金匮要略·痉湿暍病脉证并治篇》，即指中暑。

［5］六气：人体气、血、津、液、精、脉六种基本物质。因其均产生于后天水谷精气，故名。《灵枢·决气》："余闻人有精、气、津、液、血、脉……六气者，各有部主也，其贵贱善恶，可为常主，然五谷与胃为大海也。"

经脉辨[1]　标本歧（qí）　师云：太阳中暍发热者，病太阳而得标阳之气也。恶寒者，病太阳而得本寒之气也。身重而疼痛者，病太阳通体之经也。脉弦细芤迟者，病太阳通体之脉也。小便已洒洒然[2]毛耸、手足逆冷者，病太阳本寒之气不得阳热之化也。小有劳身即热、口开、前板齿燥者，病太阳标阳之化不得阴液之滋也。此太阳中暍，标本经脉皆病。治当助其标本，益其经脉；若妄施汗下温针，则误矣。

临证辨　法外思　愚按：借用麻杏石甘汤治中暑头痛、汗出、气喘、口渴之外证，黄连阿胶鸡子黄汤治心烦不得卧之内证，至柴胡、栀子、承气等汤，俱可取用。师云：渴者与猪苓汤。又云：瘀热在里，用麻连轺（yáo）豆汤，育阴利湿，俱从小便而出。此法外之法，神而明之，存乎其人焉。

张仲景把暑证发病的经证、脉象、标病、本病都分辨得清清楚楚。陈修园认为：张仲景所说的太阳病中暑、发热的原因是感受外在的阳热之气，恶寒的原因是由于自身的阳气不足。身重而疼痛是太阳经受邪。弦、细、芤、迟诸脉，是病邪中于太阳之脉象。小便后，洒洒然毛耸，手足逆冷，是由于太阳病阳气不足、不能温化的原因。稍有劳作即身热、喘乏、齿燥咽干，是由于太阳感受暑热之气，耗伤阴液不能滋润的缘故。这就是太阳病中暑，标本经脉皆病的表现。治疗上应该标本兼治，益其经脉。如果妄用发汗、泻下、温针等治疗方法，进一步伤津耗液，则会延误病情。

临床辨治中暑时，应根据这些理论原则灵活选用。如用麻杏石甘汤治疗有头痛、汗出、气喘、口渴等表现的暑证；用黄连阿胶鸡子黄汤治疗有心烦不得卧表现的暑热伤阴证。至于小柴胡汤、栀子豉汤、承气汤等，如见是证，也都可以使用其方。张仲景说：口渴者，用猪苓汤。瘀热在里者，用麻连翘豆汤以育阴利湿，使瘀热从小便而出。这些都是常用治法之外的方法，只有掌握这些方法神奇之处的人，才能出奇制胜，取得良好的治疗效果。

---

[1] 经脉辨：辨别太阳病的经证和脉象。即伤暑而见身重疼痛的症状，是病在太阳经络；脉搏弦细芤迟，为太阳病之脉象。

[2] 洒洒然：恶寒之象。

**方两出　大神奇**　暑之中人，随人之阴阳、虚实为旋转变化。如阳脏多火，暑即寓于火之中，为汗出而烦渴，师有白虎加人参之法。如阴脏多湿，暑即伏于湿之内，为身热、疼重、脉微弱，师以夏月伤冷水，水行皮肤所致，指暑病以湿为病，治以一物瓜蒂汤，令水去而湿无所依，而亦解也。

暑邪侵袭人体，随着人体的阴阳、虚实而转变。如脏腑属阳多火，暑邪则与火热合邪，表现为汗出、烦渴，可用张仲景的白虎加人参汤治疗。如脏腑属阴多湿，暑邪则伏于湿气之中，表现为身热、疼痛、沉重、脉微弱，张仲景认为这是由于夏天受冷水所伤，水气行于皮肤所致，属于由湿邪引发的暑病，可用一物瓜蒂汤治疗，使水邪消除，湿气无所依附，就可以治愈该病。这两个处方如果应用恰当，疗效十分理想。

## 泄泻第十四

**湿气胜　五泄[1]成**　《书》云：湿成五泄。

湿气过盛是造成五种泄泻的主要原因。湿邪侵入，脾胃受伤，运化失常，就会引起五种泄泻。《难经》说，湿邪是导致泄泻的重要因素。

**胃苓散　厥[2]功宏**　胃苓散暖脾、平胃、利水，为泄泻之要方。

胃苓散具有健脾燥湿、行气和胃、通利小便的作用，是治疗泄泻证的要方。

**湿而冷　萸（yú）附行**　胃苓散加吴茱（zhū）萸、附子之类，腹痛加木香。

若有湿气又兼寒，即寒湿泄泻，可在胃苓散基础上加吴茱萸、附子、干姜等。

**湿而热　连芩程[3]**　胃苓散加黄芩、黄连，热甚去桂枝加葛根。

若有湿气又兼热，即湿热泄泻，可在胃苓散基础上加黄连、黄芩清热燥湿；热象明显者，去桂枝加葛根以升津止泻。

---

[1]五泄：《难经·五十七难》将泄泻分为五种，即胃泄、脾泄、大肠泄、小肠泄、大瘕泄。即："胃泄者，饮食不化，色黄；脾泄者，腹胀满，泄注，食则呕，吐逆；大肠泄者，食已窘迫，大便色白，肠鸣切痛；小肠泄者，溲而便脓血，少腹痛；大瘕泄者，里急后重，数至圊而不能便，茎中痛，此五泄之法也"。

[2]厥：其，它的。

[3]程：效法。

湿夹积　曲楂迎　食积，加山楂、神曲；酒积，加葛根。

若有湿气又夹食积，可在胃苓散基础上加入神曲、山楂消食化积。因饮酒过多导致的积滞，加葛根以解酒消积。

虚兼湿　参附苓　胃苓散加人参、附子之类。

若患者体质虚弱又兼夹湿气，可在胃苓散基础上加人参、附子等温补之品。

脾肾泻　近天明　五更以后泻者，肾虚也。泻有定时者，土主信[1]，脾虚也。故名脾肾泻。

由于脾肾阳气虚弱而引起的泄泻，发作时间在黎明时分。盖脾肾阳虚，脏腑失于温养，阴寒内盛，而黎明之前阳气未振，阴寒较盛，故称脾肾泻。因泄泻时间固定，又称为"五更泻"。

四神服　勿纷更　四神丸加白术、人参、干姜、附子、茯苓、罂粟壳之类为丸，久服方效。

五更泻可服用四神丸，或加入白术、人参、干姜、附子、茯苓、罂粟壳之类，温肾健脾，涩肠止泻，这些方剂只有长期服用才能起效，切不要乱更处方，以免影响疗效。

恒法[2]外　内经精　照此法治而不愈者，宜求之《内经》。

如果泄泻用以上一般的治疗法则仍然无效时，则应进一步去探求《内经》中治疗泄泻的精义。

肠脏说[3]　得其情　肠热脏寒，肠寒脏热。《内经》精义，张石顽颇得其解。

《内经》中关于泄泻有肠脏寒热的理论，对本病有深刻的分析，张璐（石顽）对本病有深刻理解。

[1] 信：《易经》将五行中"土"的特性归纳为"土主信，其性重，其情厚"，指人有情义、讲信用。在这里指固定有时的意思。

[2] 恒法：常规疗法。

[3] 肠脏说：《内经》说："肠中热，则出黄汗如糜，脐以下皮寒；肠中寒，肠鸣飧泄。"清代张石顽所著《张氏医通》，根据《内经》的理论，阐述了泄泻与肠脏寒热相互影响的关系。陈修园进一步体会了泄泻有肠热脏寒，或脏热肠寒的寒热错杂现象，治疗提示可用泻心汤一类寒热并用、辛开苦降的方剂。

泻心类[1]　特丁宁[2]　诸泻心汤张石顽俱借来治泻，与《内经》之旨颇合。详载《医学从众录》[3]。

张璐（石顽）特别提出用泻心汤一类的方剂治疗泄泻，这是很合乎《内经》理论的，详细内容可参考陈修园撰写的《医学从众录》一书。

## 眩晕第十五

眩晕[4]证　皆属肝　《内经》云：诸风掉眩，皆属于肝。

头晕目眩一症，属于肝病的范围。《素问•至真要大论》说："诸风掉眩，皆属于肝。"

肝风木[5]　相火干　厥阴[6]为风木之脏，厥阴风木为少阳[7]相火所居。

肝属厥阴风木，与少阳胆腑互为表里，内寄相火。

风火动　两动抟[8]　风与火皆属阳而主动，两动相抟，则为旋转。

肝风和相火都属阳而主动，这两种邪气在体内相搏，火借风势，风助火威，风火相煽，导致头晕目眩。

头旋转　眼纷繁[9]　此二句，写眩晕之象也。

风火相抟，头晕眼花。

---

［1］泻心类：指《伤寒论》里记载的各种泻心汤。

［2］丁宁：即叮咛，反复嘱咐。

［3］《医学从众录》：为清代名医陈修园撰写。该书以内科杂病诊治为主，兼论述了妇科疾病的诊治。每个疾病以病种为纲目，先概述病原、病理及诊治要旨，然后是脉诊，最后是方药。

［4］眩晕：病名。出《素问·至真要大论》等篇，又称头眩。

［5］肝风木：《素问·五运行大论》云："东方生风，风生木，木生酸，酸生肝。"所以称肝为风木之脏。

［6］厥阴：指足厥阴肝。

［7］少阳：指足少阳胆。

［8］两动抟：《素问玄机原病式》曰："风火皆属阳，多为兼化，阳主乎动，两动相抟，则为之旋转。"抟：把东西揉成球状。这里指肝风、相火，两气相互揉合，风动火炽，发为眩晕。

［9］眼纷繁：指眼花缭乱之象。

**虚痰火　各分观**[1]　仲景主痰饮。丹溪宗河间之说，谓无痰不眩，无火不晕。《内经》云：精虚则眩。又云：肾虚则头重高摇，髓海不足则脑转耳鸣。诸说不同如此。

古人对眩晕症的病因，有虚、痰、火三种不同的说法。张仲景认为病因多以痰饮为先。后世朱震亨（丹溪）推崇刘完素（河间）的学术思想，认为"无痰不作眩""无火不晕"。《内经》言：肾精虚损则头晕目眩。又说肾虚则脑昏重、站立不稳，脑髓不足则头晕耳鸣，各种说法不一。

**究其旨　总一般**　究其殊途同归之旨，木动则生风，风生而火发，故河间以风火立论也。风生必挟木势而克土，土病则聚液而成痰，故仲景以痰饮立论、丹溪以痰火立论也。究之肾为肝母，肾主藏精，精虚则脑空，脑空则旋转而耳鸣，故《内经》以精虚及髓海不足立论也。言虚者言其病根，言实者言其病象，其实一以贯之也。

这些不同的研究见解还是可以相互统一的。如从五行而论，木生风，风生火，所以刘河间以风火作为眩晕的病因；风木盛必克脾土，脾土虚则水湿不得运化聚而成痰，所以仲景以痰饮作为眩晕的病因，朱震亨（丹溪）则以痰火作为眩晕的病因。再进一步说，肾为肝之母，肾主藏精，精虚则脑髓空乏，脑空则旋转耳鸣，所以，《内经》认为肾精亏虚及脑髓不足是眩晕的病因。这些不同的见解中，言其虚的是指眩晕的内在根本，言其实者是说眩晕的外在表现，但是，他们的实质是一脉相承的。

**痰火亢　大黄安**　寸脉滑，按之益坚者，为上实。丹溪用大黄一味，酒炒三遍为末，茶调下一二钱。

若眩晕是因痰火亢盛所致，为上实之证，可见寸脉滑，按之益坚。朱震亨（丹溪）用大黄一味酒炒三遍，研为细末，茶水送服一二钱来治疗。

**上虚**[2]**甚　鹿茸餐**　寸脉大，按之即散者，为上虚，宜鹿茸酒。鹿茸生于头，取其以类相从，且入督脉而通于脑，每用半两，酒煎去滓，入麝香少许服。或用补中益气汤及芪术膏之类。此症如钩藤、天麻、菊花之类，俱可为使。

若眩晕而见寸脉大，按之即散，为上部虚损之甚，应用鹿茸酒来治疗。鹿茸生于头，以类相从，以上治上，而且鹿茸入督脉以通于脑。治疗时每次用鹿茸半两，黄酒煎煮，去渣，入麝香少许服，或用补中益气汤、芪术膏之类治疗。此证亦可配合钩藤、天麻、菊花等平肝潜阳之类药物使用。

---

[1]各分观：各有不同的观点与见解。

[2]上虚：即髓海空虚，脑转耳鸣之症，脉寸大而无力。

**欲下取**[1] **求其端**[2] 端，头也，谓寻到源头也。欲荣其上，必灌其根，古人有上病下取法。

若病因是下元不足，则选上病下取之法，寻求其根源。即欲荣其上，必灌其根，是古人上病取下的治疗方法。

**左归饮 正元丹** 左归饮加肉苁（cóng）蓉、川芎、细辛甚效，正元丹亦妙。

该证可选用左归饮加肉苁蓉、川芎、细辛，甚效，正元丹也有很好的效果。

# 呕哕吐第十六（呃逆附）

**呕吐哕**（yuě）**皆属胃** 呕字从沤，沤者水也，口中出水而无食也。吐字从土，土者食也，口中吐食而无水也。呕吐者，水与食并出也。哕者，口中有秽（huì）味也，又谓之干呕，口中有秽味，未有不干呕也。呃逆者，气冲有声，声短而频也。其病皆属于胃。

呕、哕、吐，都属于胃病范围。呕字，从于沤。沤，是指水的意思。口中出水而没有食物的，称之为呕。吐字，从于土，土是指食物的意思。口中吐出食物而没有水的，叫吐。呕吐，是指水与食物并出于口的意思。哕，是指口中有秽浊难闻之气味，又叫干呕。口中有秽浊之味，未有不干呕的。呃逆，则是胃中有气上冲而发出的声音，声短而频作。这些都属于胃病的范围。

**二陈加 时医贵** 二陈汤倍生姜，安胃降逆药也。寒加丁香、砂仁；热加黄连、鲜竹茹、石斛（hú）之类。

医生大都选用二陈汤加减治疗呕、哕、吐。二陈汤倍用生姜，和胃降逆效果好。若为寒性的呕吐呃逆，加丁香、砂仁；若为热性的呕吐呃逆，加黄连、鲜竹茹、石斛之类。

**玉函经**[3] **难仿佛**[4] 寒热攻补，一定不移。

《金匮玉函经》对于呕、吐、哕的治疗法则有比较详细的论述，必须深入研究。其中寒热攻补的各种治疗方法，必须严格遵守，一点也不能随意改动。

---

[1]下取：中医治则中有治病求本一说，欲荣其上，必灌其根，即上病下取的治法。

[2]端：头也，寻找事物发生的根本原因。

[3]玉函经：即《金匮玉函经》，是张仲景所著《伤寒论》的古传本之一。1066年经北宋校正医书局校定，与宋本《伤寒论》同时刊行，其内容与宋本基本相同，但体例编次不同。

[4]仿佛：仿效。

小柴胡　少阳<sup>[1]</sup>谓　寒热往来而呕者，属少阳也。

寒热往来而见呕吐者，属于少阳证，应该用小柴胡汤治疗。

吴茱萸　平酸味　吴茱萸汤治阳明<sup>[2]</sup>食谷欲呕者，又治少阴<sup>[3]</sup>证吐利、手足逆冷<sup>[4]</sup>、烦躁欲死者，又治干呕吐涎沫者。此证呕吐，多有酸味。

若呕吐而有酸味，可用吴茱萸汤治疗。吴茱萸汤可治疗阳明食谷欲吐，又可治疗少阴吐利、手足逆冷、烦躁欲死，还可治疗干呕吐涎沫等病。这些呕吐多带有酸味。

食已吐　胃热沸<sup>[5]</sup>　食已即吐，其人胃素有热，食复入，两热相冲，不得停留。

食物吃下以后，立即吐出，是因为患者胃中热邪过重，向上升腾，加之热食入胃，两热相冲，不得停留，故而吐出。

黄草汤　下其气　大黄甘草汤治食已即吐。《金匮》云：欲吐者不可下之。又云：食已即吐者，大黄甘草汤下之。何也？曰：病在上而欲吐，宜因而越之。若逆之使下，则必愦（kuì）乱益甚。若既吐矣，吐而不已，是有升无降，当逆折之。

治用大黄甘草汤清泻胃热，呕吐可止。《金匮要略》说：欲吐的疾病，不可以用泻下的方法治疗。又说：食后即吐的，用大黄甘草汤泻下。为什么呢？这是因为病因在上，应该引而越之，用吐法。如果相反而用下法，则必然加重病情。如果使用吐法而呕吐不愈，是有升无降的原因，这时就应当用与吐法相反的泻下法来治疗。

食不入　火堪畏　王太仆云：食不得入，是有火也。

若患者不能进食，是因为胃火炽盛的缘故。

---

[1] 少阳：指《伤寒论》之少阳病。

[2] 阳明：指《伤寒论》之阳明病。

[3] 少阴：指《伤寒论》之少阴病。

[4] 手足逆冷：即手足厥冷，见《金匮要略·腹满寒疝宿食病脉证治》，指手足四肢由下而上冷至肘膝的症状。

[5] 沸：指胃热过重，像水要沸腾一样。

黄连汤 为经纬 喻嘉言用进退黄连汤，柯韵伯用干姜黄连黄芩人参汤，推之泻心汤亦可借用，以此数汤为经纬。

黄连汤一类的方剂，是治疗胃热食不得入的主要方剂。喻昌（嘉言）用进退黄连汤，柯琴（韵伯）用干姜黄连黄芩人参汤。以此推之，泻心汤也可应用。

若呃（è）逆[1] 代赭（zhě）汇[2] 代赭旋覆（fù）汤治噫（yī）气[3]，即治呃逆。若久病呃逆，为胃气将绝，用人参一两，干姜、附子各三钱，丁香、柿蒂各一钱，可救十中之一。

呃逆也属胃病范围，是胃气上逆的表现，可用旋覆代赭汤一类的方剂来治疗。若久病呃逆，是胃气将绝之兆，用人参一两，干姜、附子各三钱，丁香、柿蒂各一钱来治疗，可以挽救部分病人。

## 癫狂痫第十七

重（zhòng）阳狂[4] 重阴癫[5] 《内经》云：重阳者狂，重阴者癫。

癫与狂都是精神失常的疾患。阳盛者为狂，阴盛者为癫。

静阴象 动阳宣[6] 癫者笑哭无时，语言无序，其人常静。狂者詈（lì）骂不避亲疏，其人常动。

癫者，症状表现为哭笑无常，语言无序，一般处于比较安静的状态；狂者，则表现为打人骂人，登高而歌，弃衣而走，不避亲疏，其人躁动不安、激动狂妄。

---

[1]呃逆：指气逆上冲，出于喉间，呃呃连声，声短而频，不能自止的病证。可偶然单独发生，也可成为他病的兼证连续而作。病有虚实之分。

[2]汇：类。

[3]噫气：即呃逆。

[4]重阳狂：《内经》说："重阳者狂。"重阳就是阳气过盛。狂证以精神亢奋，狂躁刚暴，喧扰不宁为特征，多由七情过激，脏腑功能失调，以致痰火壅盛，迷塞心窍而成。

[5]重阴癫：《内经》说："重阴者癫。"重阴就是阴气过盛。癫证以精神抑郁，表情淡漠，沉默痴呆，静而少动为特征。也多由思虑过度，所思不遂，以致神气受损或痰湿上蒙心窍而成。

[6]宣：显示。

**狂多实　痰宜蠲（juān）**[1]　蠲除顽痰，滚痰丸加乌梅、朱砂治之，生铁落（luò）饮、当归承气汤亦妙。

狂证多属实，是由于体内痰热阻塞、蒙蔽心窍所致，治法应蠲除顽痰，用礞石滚痰丸加乌梅、朱砂治疗，生铁落饮、当归承气汤也有很好效果。

**癫虚发　石补天**[2]　磁朱丸是炼石补天手法，骆氏[3]《内经拾遗》用温胆汤。

癫证多属虚，是由于患者神气虚弱所致，在治疗上应补虚镇怯，磁朱丸有重镇安神之效，如炼石补天，对于癫证有良好疗效。骆龙吉的《内经拾遗方论》用温胆汤治疗此病，效果也很好。

**忽搐（chù）搦（nuò）**[4]**　痫病**[5]**然**　手足抽掣（chè），猝倒无知，忽作忽止，病有间断，故名曰痫。

若突然昏倒在地，不省人事，手足抽搐，发作时间又是有间断的，这就是痫病。

**五畜**[6]**状　吐痰涎**　肺如犬吠，肝如羊嘶，心如马鸣，脾如牛吼，肾如猪叫，每发必口角流涎。

痫病发作时，有的患者会发出五畜的叫声。这是因为痫证发于不同脏腑的原因。如发于肺如犬吠，发于肝如羊嘶，发于心如马鸣，发于脾如牛吼，发于肾如猪叫，每次发作口角流出痰涎和白沫。

**有生病**[7]**　历岁年**　由母腹中受惊，积久失调，一触而发。病起于有生之初，非年来之新病也。《内经拾遗》用温胆汤，柯韵伯用磁朱丸。

这种病是先天的、与生俱来的。由于在母体受到惊恐等刺激而成，积久失调，一触而发。病起于有生之初，并非后天新病。《内经拾遗》用温胆汤治疗，柯琴（韵伯）则用磁朱丸治疗。

---

　　[1]蠲：除去的意思。古人认为狂证是由于患者精神上受到了某种过度刺激，以致体内痰火郁结，上蒙心窍所致，所以治疗以泻下痰火为主，礞石滚痰丸就是一个很好的方剂。

　　[2]石补天：癫证多属虚，治疗以补虚镇怯为主，重能镇怯，"石补天"是借女娲炼石补天作比喻，来形容磁石、朱砂、龙骨、礞石等一类金石之品能够镇怯安神，对于治疗癫有良好的疗效。

　　[3]骆氏：骆龙吉，宋代医家，著有《内经拾遗方论》8卷。

　　[4]搐搦：肌肉不随意地收缩颤动。

　　[5]痫病：也称"癫""羊角风"，以突然昏倒，不省人事，口吐涎沫，肢体抽搐，口中如作猪羊五畜叫声为主要临床表现的一种发作性精神失常疾病。可由痰、火、惊、气、血和先天因素等病因而成。

　　[6]五畜：狗、羊、马、牛、猪五种牲畜。《古今医鉴》云："痫者有五等，而类五畜，以应五脏。"

　　[7]有生病：先天的、与生俱来的疾病。

**火气亢　芦荟平**　火气亢，必以大苦大寒之剂以降之，宜当归芦荟丸。

倘因火气亢盛，昏仆抽搐，平素情绪急躁，心烦失眠，口苦便干者，必须以大苦大寒的方剂以泻之，可用当归芦荟丸来治疗。

**痰积痼（gù）[1]　丹矾（fán）穿**　丹矾丸能穿入心包络，导其痰涎从大便而出，然不如磁朱丸之妥当。

若是因痰涎顽固积结、蒙蔽阻塞心神引发者，可用丹矾丸来治疗。丹矾丸能穿入心包络，引导痰涎从大便排出，然而不如应用磁朱丸妥当。

**三症本　厥阴[2]　愆（qiān）[3]**　以上治法，时医习用而不效者，未知其本在于厥阴也。厥阴属风木，与少阳相火同居。厥阴之气逆，则诸气皆逆。气逆则火发，火发则风生。风生则挟木势而害土，土病则聚液而成痰。痰成必归进入心，为以上诸症。

一般医生有时应用以上治法仍不收效，是不知道狂、癫、痫三症的病因都在于厥阴肝经。厥阴为风木之脏，与少阳胆火同居。厥阴肝气上逆，则诸气随之上逆。气逆则生火，火发则生风，风生则挟肝木之势而克脾土。脾为生痰之源，脾土病则水不运化，聚而成痰，痰成则必然归于心，发为以上诸症。

**体用[4]变　标本[5]迁**　其本阴，其体热。

肝藏血，主疏泄，体阴而用阳。因此，随着患者体质强弱和症状缓急的不同，在治法上也应有先治本或先治标的区别。

**伏所主　所因先[6]**　伏其所主，先其所因。

要治疗疾病的主要症状，必须首先明确其发病的原因。

---

［1］痼：经久难治的病。

［2］厥阴：指足厥阴肝。

［3］愆：过失。此处当病变讲。

［4］体用：体，是物质实体；用，是作用、功能。体用就是物质实体与功能作用的相互关系。

［5］标本：语出《素问·标本病传论》，是通过辨别病证的主次、本末、轻重、缓急来决定治疗的准则。中医学中标本有多种含义，如正气为本，邪气为标；病源为本，症状为标；旧病为本，新病为标等等，临床的治疗原则是"急则治其标，缓则治其本"。癫、狂、痫三症的本在厥阴肝。厥阴属风木，与少阳相火同居。厥阴之气逆则火发，火发则风生，风生则挟木势而害土，土病则聚液而成痰，痰成必归于心而为以上三症。据此可知，癫、狂、痫病症的"本"是先病的厥阴肝，"标"是后病的脾心。

［6］伏所主，所因先：如果想要制伏疾病的主要症状，必须要先明确它发生的原因。

收散[1]互 逆从[2]连 或收或散，或逆或从，随所利而行之。

根据其不同的病因，或用收法，或用散法，或用逆治法，或用从治法。

和中气[3] 妙转旋 调其中气，使之和平。自伏所主至此，其小注俱《内经》本文。转旋，言心手灵活也，其要旨在"调其中气"二句。中气者，土气也。治肝不应，当取阳明，制其侮也。

调和中焦脾胃之气，则是一种微妙的治疗方法。如治疗厥阴肝而效果不好，就应该治足阳明胃，增强脾胃功能以制肝，反而能收到比较好的效果。

悟到此 治立痊 症虽可治，而任之不专，亦无如之何矣。

如能把《内经》里论述的这些治疗原则领悟深刻透彻，治疗这些病就会收到良好效果。盖病证虽可治疗，但医术却不够专精，则无论如何也是不可以的。

## 五淋癃闭赤白浊遗精第十八

五淋病[4] 皆热结 淋者，小便痛涩淋漓，欲去不去，欲止不止是也，皆热气结于膀胱。

淋病，泛指一切小便淋漓涩痛之症，点滴难出，欲尿不出，欲止不止。究其病因，五淋都是由于热气结于膀胱所致。

膏石劳 气与血 石淋下如砂石，膏淋下如膏脂，劳淋从劳力而得，气淋气滞不通、脐下闷痛，血淋瘀血停蓄、茎中割痛。

五淋，包括：膏淋、石淋、劳淋、气淋、血淋。石淋，症见小便时如见砂石，尿道疼痛，或腰腹绞痛难忍，即"下如砂石"者。膏淋，症见小便浑浊，色如米泔，置之沉淀如絮状，上有浮油如脂，即"下如膏脂"者。劳淋，症见小便淋漓不畅，时作时止，遇劳即发，即"从劳力而得"者。气淋，症见少腹膨满胀气，常有余沥未尽，即"气滞不通，脐下闷胀痛"者。血淋，由于热邪损伤血络，瘀血停蓄膀胱，症见尿道疼痛，状如刀割。

---

[1] 收散：是两种治疗方法。收法是收敛涣散的精气；散法是疏散内郁的邪气。

[2] 逆从：指逆治法和从治法。逆治法又称正治法，是逆疾病证候而治的一种常用的治疗方法，如"寒者热之""热者寒之""虚则补之""实则泻之"等。正治法适用于疾病的征象与本质相一致的病证。从治法，又叫反治，是顺从疾病假象而治的一种特殊的治疗方法，但究其本质，还是针对疾病的本质而治的治疗方法。临床常用的从治法有"热因热用""寒因寒用""通因通用""塞因塞用"等。

[3] 中气：指中焦脾胃之气。

[4] 五淋病：即膏淋、石淋、劳淋、气淋、血淋。

**五淋汤　是秘诀**　石淋以此汤煎送发灰、滑石、石首鱼头内石（研末）；膏淋合草（bì）薢（xiè）分清饮；气淋加荆芥、香附、生麦芽，不愈，再加升麻或用吐法；劳淋合补中益气汤；血淋加牛膝、郁金、桃仁，入麝（shè）香少许，温服。

五淋汤是治疗各种淋证的秘诀。石淋，以此汤送服发灰、滑石粉、石首鱼内的石头（研末）。膏淋，用此汤与草薢分清饮合服。气淋，加荆芥、香附、生麦芽；不愈，再加升麻或用吐法。劳淋，则用此汤与补中益气汤合用。血淋，以此汤加牛膝、郁金、桃仁水煎，入麝香少许，温服。

**败精淋[1]　加味啜（chuò）[2]**　过服金石药，或老人阳已痿，思色以降其精，以致内败而为淋，宜前汤加草薢、石菖（chāng）蒲（pú）、菟丝子以导之。

败精淋，也要用五淋汤加味治疗。由于过服金石药，或老人肾气已衰而色欲过度，伤其肾精，导致内败为淋，应该用五淋汤加草薢、石菖蒲、菟丝子来治疗。

**外冷淋[3]　肾气咽**　五淋之外，又有冷淋。其症外候恶冷，喜饮热汤，宜加味肾气丸，以盐汤咽下。

五淋之外，还有一种冷淋。其症状表现为恶寒肢冷，喜饮热汤，小便淋沥不畅。宜用淡盐汤送服加味肾气丸治疗。

**点滴无　名癃（lóng）闭（bì）[4]**　小便点滴不通，与五淋之短缩不同。

小便点滴不通，称为癃闭。

---

[1] 败精淋：据古医籍记载，败精淋的成因多是由于过服金石药或年老房室不慎，以致精败而为淋。

[2] 啜：喝、饮、服用。

[3] 冷淋：是一种由于肾阳虚衰而成的淋证，病人形寒肢冷，喜热饮。水积膀胱，尿道肿痛，小便清白。

[4] 癃闭：指小便不利，点滴难出，甚则闭塞不通为主证的一种疾患。临床常以小便不利、点滴难出，病势较缓者为"癃"；以小便闭塞、点滴不通，病势较急者为"闭"。本病病位在膀胱，但与肺、肾、三焦等脏腑气化失常有关。

气道[1]调　江河决　前汤加化气之
药，或吞滋肾丸多效。《孟子》云：若决江
河，沛然莫之能御也。引来喻小便之多也。

治疗癃闭应当调理气机。气机调顺，小便自
然畅通，就像《孟子》里所说的江河决口一样，
一泻而下，不可抵御。可用五淋汤加化气之药，
或吞服滋肾丸，多数是有疗效的。

上窍[2]通　下窍[3]泄　如滴水之
器，闭其上而倒悬之，点滴不能下也。去
其上闭，而水自通。宜服补中益气汤，再
服以手探吐。

如果上窍通畅了，下窍也就可以排泄。就像
滴水的器具，封闭其上窍而倒悬向下，则水点滴
不能漏下。打开上部的封口，水就会自然流通了
（这就是气行则水行的道理）。应该服用补中益气
汤，或配合以手探吐的方法。

外窍[4]开　水源[5]凿　又法：启其
外窍，即以开其内窍。麻黄力猛，能通阳
气于至阴之地下；肺气主皮毛，配杏仁以
降气下达州都，导水必自高原之义也，以
前饮加此二味甚效。夏月不敢用麻黄，以
苏叶、防风、杏仁等份，水煎服，温覆微
汗，水即利矣。虚人以人参、麻黄各一两，
水煎服，神效。

开泄毛孔也能疏凿水源，即宣发肺气，通调
水道。又法：开启其外窍（汗孔），即是疏通其内
窍（膀胱）。麻黄力猛，能宣发肺气，通调水道。
肺主皮毛，配合杏仁以降肺气，下达膀胱，是导
水必自上而下之义也。用前饮（五淋汤）加此二
味效果非常好。夏天不能用麻黄，可用紫苏叶、
防风、杏仁各等份代替，水煎服，稍加衣被，微
微取汗，小便自然就通利了。身体虚弱的患者，
加人参、麻黄各一两，水煎服，有神效。

分利[6]多　医便错　愈利愈闭矣。

如果只从分利小便着手，效果往往不好，反
而愈利愈闭，这样的治疗是错误的。

---

[1] 气道：指三焦气道。

[2] 上窍：指耳、目、口、鼻。

[3] 下窍：指前后二阴，此处特指前阴。

[4] 外窍：皮毛上的汗孔。

[5] 水源：指肺脏，"肺为水之上源"。肺气能宣发肃降，则全身水液就可下行。中医治疗水肿常用开肺气以
利小便的方法，俗称"提壶揭盖法"。

[6] 分利：利小便。

浊[1]又殊[2] 窍道别 淋出溺窍，浊出精窍。

浊与淋从症状上看好像相似，其实不同。浊证出于精道，淋证出于尿道。

前饮投 精愈涸[3] 水愈利而肾愈虚矣。

本证如果用治五淋的五淋汤来治疗，因为治淋药是通利水道的，会使肾精愈利愈亏，而使因下元失于固摄的白浊证更为严重。

肾套[4]谈 理脾恪（kè）[5] 治浊只用肾家套药，不效。盖以脾主土，土病湿热下注，则小水浑浊。湿胜于热则为白浊，热胜于湿则为赤浊，湿热去则浊者清矣。

治疗浊病只知道套用一般治肾的方药，效果当然不会好，应该从脾来治疗，健脾是治疗湿浊的关键。陈修园在《医学从众录》中说："方书多责之肾，而余独求之脾。盖以脾主土，土病湿热下注，则为浊病。湿胜于热则为白浊，热胜于湿则为赤浊。治之之法，不外导其湿热，湿热去而浊自清矣。"

分清饮 佐黄柏 萆薢分清饮加苍术、白术，再加黄柏苦以燥湿，寒以除热。

治宜用萆薢分清饮加黄柏、苍术、白术治疗，苦以燥湿，寒以除热。

心肾方 随补缀（zhuì）[6] 六八味汤丸加龙、牡，肾药也。四君子汤加远志，心药也。心肾之药与前饮间服。

六味地黄汤、丸和八味地黄汤、丸，或再加入龙骨、牡蛎，是从肾治疗的方药。四君子汤加远志，是从心治疗的方药。治湿浊，除选用萆薢分清饮之外，再加入这些治心肾的方药，治疗方法就更全面、效果更好了。

若遗精[7]另有说 与浊病又殊。

遗精与浊病又不同，另有其特殊的病因病机和治疗方法。

---

[1]浊：指小便混浊，白如泔水，但小便时无尿道疼痛为特征的疾患，多因脾肾亏虚或湿热下注引起。临床上常根据小便混浊的颜色进行分类，色白者为白浊，色赤者为赤浊，白赤相间者为赤白浊。

[2]殊：不同。

[3]涸：水干。

[4]肾套：指治肾的那些常用方法。

[5]恪：谨慎而恭敬。理脾恪就是恪守理脾的治疗法则。

[6]补缀：此处当补充讲。

[7]遗精：是指不因性交而精液自行泄出的病证。多因君相火旺、湿热下注扰动精室，或肾虚精关不固等原因而成。

有梦遗[1] 龙胆折（zhé） 有梦而遗，相火旺也。余每以龙胆泻肝汤送下五倍子丸二钱，多效。张石顽云：肝热则火淫于内，魂不内守，故多淫梦失精。又云：多是阴虚阳扰，其作必在黎明阳气发动之时，可以悟矣。妙香散甚佳。

有梦而遗精，是属于相火旺盛，可用龙胆泻肝汤送服五倍子丸二钱（6g），用以泻火，多有效果。张璐（石顽）说：肝热则火淫于内，魂不内守，故多淫梦失精。又说：病因多是阴虚阳扰，其发作必在黎明阳气发动之时，可以理解。用妙香散治疗，效果甚好。

无梦遗[2] 十全设 无梦而遗，是气虚不能摄精，宜十全大补汤，加龙骨、牡（mǔ）蛎（lì）、莲须、五味子、黄柏（bǎi），为丸常服。

无梦而遗精，是气虚不能收摄精液，宜十全大补汤加龙骨、牡蛎、莲须、五味子、黄柏，制丸常服，补养气血。

坎离交[3] 亦不切 时医遇此证，便云心肾不交，用茯神、远志、莲子、枣仁之类，未中病情，皆不切之套方也。

时医遇到梦遗这种病症，一般认为是心肾不交，只采用茯神、远志、莲子、酸枣仁之类的药物，都不能切中病情，是不切实际的套方。

# 疝气第十九

疝（shàn）[4]任（rèn）[5]病 归厥阴[6] 经云：任脉为病，外结七疝，女子带下瘕（jiǎ）聚。丹溪专治厥阴者，以肝主筋，又主痛也。

疝气是属于任脉的疾病。《内经》曰："任脉为病，外结七疝，及女子带下瘕聚。"任脉归厥阴肝经。朱震亨（丹溪）治疝即专从厥阴论治，因为肝主筋，又主痛。

---

[1]梦遗：有梦而遗，多因君相火旺，或湿热下注所致。

[2]无梦遗：称为滑精，多因肾虚精关不固所致。

[3]坎离交：坎离是八卦中的两卦，坎属水，代表肾；离属火，代表心。坎离交，就是心肾相交。

[4]疝：是指睾丸、阴囊肿胀疼痛，或牵引少腹疼痛的一类疾病。本病与足厥阴肝经、任脉的关系较为密切。

[5]任：指任脉，奇经八脉之一，起于胞中，下出会阴，经阴阜沿胸腹正中线上行至咽喉、头面。它的作用是总任一身之阴经，故名任。

[6]厥阴：指足厥阴肝的经脉，因该经循行绕阴器，所以疝病的发生与此条经脉关系十分密切。

寒<sup>[1]</sup>筋<sup>[2]</sup>水<sup>[3]</sup> 气<sup>[4]</sup>血<sup>[5]</sup>寻 寒疝、筋疝、水疝、气疝、血疝。

根据疝气的症状，可将其分为寒疝、筋疝、水疝、气疝、血疝、狐疝和㿗疝。

狐<sup>[6]</sup>出入 㿗（tuí）<sup>[7]</sup>顽麻 狐疝，卧则入腹，立则出腹。㿗疝，大如升斗，顽麻不痛。

狐疝出入不定，卧则入腹，立则出腹；㿗疝则大如升斗，顽麻重坠。

专治气 景岳箴（zhēn） 景岳云：疝而曰气者，病在气也。寒有寒气，热有热气，湿有湿气，逆有逆气，俱当兼用气药也。

治疗疝病，必须从理气入手，这是张介宾（景岳）的治疗主张。称疝为气者，是因为病在气。寒有寒气，热有热气，湿有湿气，逆有逆气，治疗中都应该兼用气分药。

五苓散 加减斟（zhēn）《别录》以此方加川楝（liàn）子、木通、橘核、木香，通治诸疝。

疝气可用五苓散随症加减治疗。《名医别录》用五苓散加川楝子、木通、橘核、木香，统治各种疝气。

茴香料 著医林 三层茴香丸治久疝，虽三十年之久，大如栲（kǎo）栳（lǎo）<sup>[8]</sup>，皆可消散。

三层茴香丸治疗久疝，在医学界久已著称。虽三十年之久疝，大如栲栳，都可以消散。

痛不已 须洗淋 阴肿核中痛，《千金翼》用雄黄一两、矾石二两、甘草一尺，水一斗，煮二升洗之，如神。

如果疝气疼痛不止，那就要用外治的方法，以药物外洗痛处。如《千金翼方》中记载，治阴囊、睾丸肿痛，用雄黄一两、矾石二两、甘草一尺，以水一斗，煮取二升，洗之，效果很好。

[1] 寒：即寒疝，寒邪侵袭厥阴经，症见阴囊冷硬肿痛，痛引睾丸，阳痿不举，喜暖畏寒，形寒肢冷等。
[2] 筋：即筋疝，肝经湿热，房室劳伤所致茎中作痛，筋挛急缩，或痒或肿，或筋缓不收，或有精液流出。
[3] 水：即水疝，肾虚复感风寒，湿流囊中致阴囊肿大疼痛，亮如水晶，或湿痒汗出，小腹按之有水声。
[4] 气：即气疝，每于恼怒过度或过劳时发作，气平静即逐渐缓解，发作则阴囊偏坠肿痛，上连腰部。
[5] 血：即血疝，又名"瘀血疝"。多素有瘀血，或跌仆损伤，阴囊、睾丸瘀血肿痛，痛如锥刺，痛处不移。
[6] 狐：即狐疝，又称"狐疝风"。小肠坠入阴囊，卧则入腹，立则出腹，如狐之出入无常，故名。
[7] 㿗：即㿗疝，睾丸肿大坚硬，有如升斗，重坠胀痛或麻木不痛。
[8] 栲栳：用竹篾或柳条编成的盛物器具。

# 痰饮第二十

痰饮[1]源 水气[2]作 水气上逆，得阳煎熬则稠而成痰，得阴凝聚则稀而成饮。然水归于肾，而受制于脾，治者必以脾肾为主。

痰饮病的根源是由于体内水液运化失常、水液停聚所引起的。水气上逆，因阳热煎熬，变得稠厚，则成痰；遇寒凝聚，变得稀薄，则成饮。肾虽主水液，却受制于脾，所以治疗痰饮必须以脾肾为主。

燥[3]湿[4]分 治痰略[5] 方书支离不可听。只以燥湿为辨，燥痰宜润肺，湿痰宜温脾，握要之法也。宜参之"虚劳""咳嗽"等篇。或老痰宜王节斋化痰丸，实痰怪症宜滚痰丸之类。

痰饮有燥痰和湿痰之分，这是治痰的要领。然而，方书中的论述却支离破碎，不可轻信。痰，只以燥痰、湿痰为辨证，燥痰宜润肺化痰，湿痰宜温脾化湿，这是治痰的重要法则。应该参考《金匮要略》的"虚劳""咳嗽"诸篇。或者，老痰用王节斋化痰丸，实痰怪症用滚痰丸之类治疗，效果亦佳。

四饮[6]名 宜斟酌 《金匮》云：其人素盛今瘦，水走肠间，沥沥有声，谓之痰饮。注：即今之久咳痰喘是也。饮后水流在胁下，咳唾引痛，谓之悬饮。注：即今之停饮胁痛症也。饮水流行，归于四肢，当汗出而不汗出，身体疼重，谓之溢饮。注：即今之风水、水肿症也。咳逆倚息，气短不得卧，其形如肿，谓之支饮。注：即今之停饮喘满、不得卧症也。又支饮，偏而不中正也。

《金匮要略》所述痰饮有四种类型，即痰饮、悬饮、溢饮、支饮，应细细斟酌。《金匮要略》指出"其人素盛今瘦，水走肠间，沥沥有声，谓之痰饮"，实际上就是今天的久咳痰喘。"饮后水流在胁下，咳唾引痛，谓之悬饮"，实际是指今天的饮停胁痛症。"饮水流行，归于四肢，当汗出而不出汗，身体疼痛，谓之溢饮"，实际就是今天的风水水肿症。"咳逆倚息，气短不得卧，其形如肿，谓之支饮"，就是今天的停饮喘满、不得卧症。另外，"支饮"一名，失于中正，不够准确。

---

[1]痰饮：此处是指水液在体内运化输布失常，停积于某些部位的一类病证。

[2]水气：指因脾不健运而产生的水湿之气。

[3]燥：指燥痰，临床以痰质胶黏难出，甚则咳吐白色泡沫，量少，或干咳，或痰中带血丝为特征。多伴有口鼻干燥、胸胁胀闷疼痛、舌干红少苔、脉细数等症。治疗宜润肺清热化痰。

[4]湿：指湿痰，临床表现为痰多而稀白、胸闷呕恶、咳喘身重、困倦无力、舌体胖大而苔滑腻。治疗宜温脾化痰。

[5]略：要领、大法。

[6]四饮：即痰饮、悬饮、溢饮、支饮。

**参五脏 细量度** 四饮犹未尽饮邪之为病也，凡五脏有偏虚之处，而饮留之。言脏不及腑者，腑属阳，在腑则行矣。《金匮》曰：水在心，心下坚筑短气，恶水不欲饮。水在肺，吐涎沫欲饮水。水在脾，少气身重。水在肝，胁下支满，嚏而痛。水在肾，心下悸。

四种痰饮能影响五脏，在临证时需要仔细分析。凡五脏有偏虚之处，饮邪即可停留。古人认为五脏在抵御饮邪的侵袭方面，不如六腑，因腑属阳，饮邪不易在此停留。《金匮要略》指出：如心阳不振，则水饮停于心下而为胀满悸动，呼吸促迫，不想喝水；如水饮停于肺部，则咳吐涎沫，想喝水；如水饮困脾，则脾不能运化精微，所以少气身重而无力；如水饮停于肝部，则胸胁部有支撑状的胀满，打喷嚏时有牵引疼痛；如水饮伤肾，则肾主水功能失常，可引起水气上冲，而致悸动不安。

**补和攻**[1] **视强弱** 宜补、宜攻、宜和，视乎病情，亦视乎人之本体强弱而施治也。

治疗痰饮或用补法，或用和法，或用攻法，都须根据患者的身体强弱来决定。

**十六方**[2] **各凿凿**[3] 苓桂术甘汤、肾气丸、甘遂半夏汤、十枣汤、大青龙汤、小青龙汤、木防己汤、木防己加茯苓芒硝汤、泽泻汤、厚朴大黄汤、葶苈大枣泻肺汤、小半夏汤、己椒葶苈丸、小半夏加茯苓汤、五苓散、附《外台》茯苓饮。

《金匮要略》治疗痰饮病，共有16个方子，即：苓桂术甘汤、肾气丸、甘遂半夏汤、十枣汤、大青龙汤、小青龙汤、木防己汤、木防己加茯苓芒硝汤、泽泻汤、厚朴大黄汤、葶苈大枣泻肺汤、小半夏汤、己椒葶苈丸、小半夏加茯苓汤、五苓散，以及外台茯苓饮，如果运用得当，每个方子的疗效都是很确切的。

---

[1] 补、和、攻：即补益、调和、攻下的方法。

[2] 十六方：指《金匮要略》治疗痰饮的16个方子，即苓桂术甘汤、肾气丸、甘遂半夏汤、十枣汤、大青龙汤、小青龙汤、木防己汤、木防己汤去石膏加茯苓芒硝汤、泽泻汤、厚朴大黄汤、葶苈大枣泻肺汤、小半夏汤、己椒苈黄丸、小半夏加茯苓汤、五苓散、附方《外台》茯苓饮。

[3] 凿凿：确实、确切。此处指疗效可靠。

温药和　博返约<sup>[1]</sup>　《金匮》云：病痰饮者，当以温药和之。忽揭出"温药和之"四字，即金针之度<sup>[2]</sup>也。盖痰饮，水病也，水归于肾，而受制于脾；欲水由地中行而归其壑者，非用温药以化气不可也；欲水不泛溢而筑以堤防者，非用温药以补脾不可也。如苓桂术甘汤、肾气丸、小半夏汤、五苓散之类，皆温药也。即如十枣汤之十枚大枣，甘遂半夏汤之半升白蜜，木防己汤之参、桂，葶苈汤之大枣，亦寓温和之意。至于攻下之法，不过一时之权宜，而始终不可离温药之旨也。

《金匮要略》说："病痰饮者，当以温药和之。"此乃简明扼要、提纲挈领之句。"温药和之"是非常准确而精深的方法。痰水之为病与脾肾关系密切。水归于肾，而受制于脾。要想使土地的水归于沟壑，非用温药以助阳行气化湿不可；要想水不泛滥，欲筑堤坝，非用温药以补脾不可；如苓桂术甘汤、肾气丸、小半夏汤、五苓散之类。即使是十枣汤之中的十枚大枣，甘遂半夏汤之半升白蜜，木防己汤的参、桂，葶苈汤中之大枣，也都有温和之义。至于攻下法，只不过是一时的权宜之计，而始终不能背离"温药和之"的宗旨。

阴霾<sup>[3]</sup>除　阳光灼<sup>[4]</sup>　饮为阴邪，必使离照当空，而群阴方能退散。余每用参苓术附加生姜汁之类取效。

痰饮患者，多为阳衰阴盛，所以应该用温性药物治疗，就像消除阴云遮蔽，使阳光能普照大地一样。陈修园用人参、茯苓、白术、附子加生姜汁之类治疗痰饮病，常能取得很好的疗效。

滋润流<sup>[5]</sup>时医错　方中若杂以地黄、麦冬、五味附和其阴，则阴霾冲逆肆空，饮邪滔天莫救矣，即肾气丸亦宜慎用。

后世有些医生用滋润性质的药物治疗痰饮，只能更助阴邪，是十分错误的。如果方中掺杂地黄、麦冬、五味子之类的药物，以增加其阴，则犹如满天阴云，饮邪泛滥，是没有办法治疗的。即使是肾气丸也要慎用。

---

［1］博返约：是一句成语，意思是提纲挈领，精简扼要。

［2］金针之度：高深的技巧。

［3］阴霾：参见本书"气喘第九"。

［4］灼：照耀的意思。

［5］滋润流：具有滋润作用的一类方剂。

**真武汤　水归壑（hè）**[1]　方中以茯苓之淡以导之，白术之燥以制之，生姜之辛以行之，白芍之苦以泄之，得附子本经之药，领之以归其壑。

治疗痰饮用真武汤，可引导痰饮下归于肾而排泄出去，就像引导泛滥的水回到山沟里一样。方中茯苓淡渗利湿，白术苦温燥湿，生姜味辛以行水，白芍苦以泄湿，附子为肾经本药，助肾阳，利膀胱，使痰饮水湿排出体外。

**白散方**[2]**　窥秘钥**　《三因》白散之妙，喻嘉言解之甚详。见于《医门法律·中风门》。

至于用三因白散治疗痰饮，就如同拿到了一把可以打开治疗痰饮病窍门的钥匙。喻昌（嘉言）在《医门法律·中风门》中对《三因极一病证方论》中白散一方的奥妙解释非常详尽，可资阅读。

## 消渴第二十一

**消渴**[3]**症　津液干**　口渴不止为上消，治以人参白虎汤。食入即饥为中消，治以调胃承气汤。饮一溲一小便如膏为下消，治以肾气丸。其实皆津液干之病也，赵养葵变其法。

消渴症是津液干枯的疾病。口渴不止为上消，用人参白虎汤治疗；消谷善饥为中消，用调胃承气汤治疗；小便多，如膏脂，为下消，用肾气丸治疗。赵献可（养葵）对此有所变通。

**七味饮**[4]**　一服安**　赵养葵云：治消症无分上、中、下，但见大渴、大燥，须六味丸料一斤、肉桂一两、五味子一两，水煎六七碗，恣意冷饮之，睡熟而渴如失矣。白虎、承气汤皆非所治也。

用七味饮一服则安。赵养葵指出：消渴症不必分上、中、下消，只要见到大渴、口干舌燥，就必须用六味丸料一斤，加肉桂、五味子各一两，水煎六七碗，随意冷服之，睡一觉口渴就不见了。而白虎汤、承气汤等都不适宜。

---

[1] 壑：山沟、山谷。

[2] 白散方：指三因白散。

[3] 消渴：病名，首出《素问·奇病论》。以多饮、多食、多尿、身体消瘦，或尿浊、尿有甜味为特征。

[4] 七味饮：即六味地黄丸加肉桂、五味子（实应为八味饮）。

金匮法　别三般<sup>[1]</sup>　能食而渴者，重在二阳论治；以手太阳主津液，足太阳主血也。饮一溲一者，重在少阴论治。以肾气虚不能收摄，则水直下趋，肾气虚不能蒸动，则水不能上济也。不能食而气冲者，重在厥阴论治。以一身中惟肝火最横，燔（fán）灼（zhuó）无忌，耗伤津液，而为消渴也。《金匮》论消渴，开口即揭此旨，以补《内经》之未及，不必疑其错简也。

《金匮要略》将消渴病分为三种类型来治疗。能食而渴的，着重从二阳论治，因为手太阳小肠经主津液，足太阳膀胱经主血液。喝多少，尿多少的，着重从少阴肾论治，因为肾气不足，不能收摄，则水液直下，故尿多；肾气不足，不能气化，津液不能上济，故多饮。不能食而火气上冲者，着重从足厥阴肝论治，因为一身之中惟有肝火最横，燔灼无忌，耗伤津液，而成为消渴。《金匮要略》论消渴，开篇就揭示了这个要旨，补充了《内经》在这方面论述的不足，不应该怀疑是错简。

二阳病<sup>[2]</sup>　治多端　劳伤荣卫，渐郁而为热者，炙甘草汤可用，喻嘉言清燥汤即此汤变甘温为甘寒之用也。热气蒸胸者，人参白虎汤可用，《金匮》麦门冬汤即此汤变甘寒而为甘平之用也。消谷大坚者，麻仁丸加甘草、人参、当归可用，妙在滋液之中攻其坚也。盖坚则不能消水，如以水投石，水去而石自若也。消症属火，内郁之火本足以消水，所饮之水本足以济渴。只缘胃中坚燥，全不受水之浸润，转从火热之势，急走膀胱，故小便愈数而愈坚，愈坚而愈消矣。此论本喻嘉言，最精。

消渴病属于二阳者，治疗的方法很多。如：劳伤荣卫，逐渐郁而为热者，可用炙甘草汤治疗；喻昌（嘉言）的清燥汤，就是此汤变甘温为甘寒的用法。热气蒸胸者，可用人参白虎汤；《金匮要略》的麦门冬汤就是此方变甘寒为甘平的用法。消谷善饥而大便坚硬者，可用麻子仁丸加当归、甘草、人参来治疗，其奥妙之处在于通过滋阴而达到攻下的目的。大便坚硬是由于津液不足，如同用少量的水去冲石头，水去而石头仍在。消渴病属于热，是内郁之火，火热本来伤阴，所以要饮水。饮水本来可以止渴，但因为胃肠燥热，大便坚硬，不受水的滋润，火热急走膀胱，所以小便频数，大便干燥，越干燥则越伤阴。此论是喻昌所说，非常精辟。

---

[1] 别三般：《金匮要略》把消渴病分成为3种类型来治疗。
[2] 二阳病：指足阳明胃，二阳病指中消，以食谷多、大便坚为特点。

少阴<sup>[1]</sup>病 肾气寒 饮水多小便少名上消，食谷多而大便坚名食消，亦名中消，上中二消属热。惟下消证饮一溲一，中无火化，可知肾气之寒也，故用肾气丸。

消渴病属于少阴者，表现为肾气虚寒。饮水多，而小便少，称之为上消；消谷善饥，而大便干燥者，称之为食消，又叫中消；上、中二消都属于热证。惟独下消证，饮水多，小便多，是肾气虚寒、肾阳气化无力，所以可用肾气丸治疗。

厥阴<sup>[2]</sup>证 乌梅丸 方中甘、辛、苦、酸并用。甘以缓之，所以遂肝之志也。辛以散之，所以悦肝之神也。苦以降之，则逆上之火顺而下行矣。酸以收之，以还其曲直作酸之本性，则率性而行所无事矣。故此丸为厥阴证之总剂。治此症除此丸外，皆不用苦药，恐苦从火化也。

消渴病属于厥阴肝者，可用乌梅丸治疗。方中甘、辛、苦、酸并用。用甘味药，以缓肝之急，遂肝之性（因为肝苦急）；以辛味药疏散肝之郁滞，因肝喜条达；以苦味药降上逆之火；以酸味药收敛，酸味入肝，以还肝的本性。这样根据其本性来治疗，就不会有问题。所以，乌梅丸是厥阴肝病的治疗总剂。治厥阴病，除此方之外都不用苦药，是因为担心苦味药燥湿化火，对治疗不利。

变通妙 燥热餐<sup>[3]</sup> 有脾不能为胃行其津液，肺不能通调水道而为消渴者，人但知以清润治之，而不知脾喜燥而肺恶寒。试观泄泻者必渴，此因水津不能上输而惟下泄故尔。以燥脾之药治之，水液上升即不渴矣。余每用理中丸汤倍白术加瓜蒌根，神效。

消渴病是由津液干枯引起的，故一般多用滋润养阴的方药。但又有一种因脾虚所致之消渴，那就必须变通方法了，应服用温燥性质的方药。因为这是脾不能为胃行其津液，肺不能通调水道，而造成的消渴。一般的医生只知道用清润滋阴的方法来治疗，而不知道脾喜燥恶湿、肺恶寒的道理。试想，泄泻者必口渴，这是因为津液不能上输而只有下泻的原因。所以用温燥健脾的药治疗，恢复脾运化水谷精微的作用，使津液能够上升，就不渴了。陈修园常用理中丸或理中汤，加倍白术用量，再加瓜蒌根（天花粉）治疗消渴病，疗效很好。

---

［1］少阴：指足少阴肾，以饮一溲一为特点。

［2］厥阴：指足厥阴肝，以口渴、气上冲心、食少便稀为特点。

［3］燥热餐：陈修园原注，对脾虚而引起的消渴，用理中丸、理中汤倍白术加栝楼根治疗。理中丸、理中汤温中祛寒健脾，白术温燥除湿，即其"燥热"所指。

## 伤寒瘟疫第二十二

伤寒病[1] 极变迁 太阳主一身之表，司寒水之经。凡病自外来者，皆谓伤寒，非寒热之寒也。变迁者，或三阳，或三阴，或寒化，或热化，及转属、合并之异。

伤寒病非常容易变化。足太阳膀胱经，主一身之表，掌管寒水之经。凡是病从外来的，都叫伤寒，此寒并不是寒热的寒。其变化，或在三阳（太阳、少阳、阳明），或在三阴（太阴、少阴、厥阴），或从寒化，或从热化，或转属他经，或合生他经之病。

六经法[2] 有真传 太阳寒水，其经主表，编中备发汗诸法。阳明燥金，其经主里，编中备攻里诸法。少阳相火，其经居表里之界，所谓阳枢[3]也，编中备和解诸法。太阴湿土，纯阴而主寒，编中备温补诸法。少阴君火，标本寒热不同，所谓阴枢[4]也，编中寒热二法并立。厥阴风木，木中有火而主热，编中备清火诸法。虽太阳亦有里证，阳明亦有表证，太阴亦有热证，厥阴亦有寒证，而提纲却不在此也。

汉代医圣张仲景对于本病的辨证与治疗，有六经辨证的方法一直流传到现在，并广泛应用于临床。足太阳膀胱乃寒水之腑，其经主表，太阳篇中有发汗的各种方法。足阳明胃多气多血，主火主热，其经主里实证，阳明篇中有攻里的各种方法。足少阳胆经相火所居，其经主表里之间，外可出表，内可入里，即所谓"阳枢"，少阳篇中有和解的各种治疗方法。太阴脾土，性纯阴而主寒，太阴篇中有各种温补方法。足少阴肾，内寓元阴元阳，水火并居，其病有标本寒热之不同，变化多端，即所谓"阴枢"，少阴篇中寒热二法并立。足厥阴肝为风木之脏，木生火而主热，故厥阴篇中有诸多清热泻火的方法。虽说太阳经也有里证，阳明经也有表证，太阴经也有热证，厥阴经也有寒证，而在《伤寒论》里却不是提纲证。

---

[1] 伤寒病：外感发热病的统称。如《素问·热论》说："今夫热病者，皆伤寒之类也。"

[2] 六经法：指六经辨证的方法。"六经"指足太阳膀胱经、足少阳胆经、足阳明胃经、足太阴脾经、足少阴肾经、足厥阴肝经。

[3] 阳枢：少阳乃阳经；"枢"，转动，传变之义。所以称少阳为阳枢。

[4] 阴枢：足少阴肾为阴经，肾乃水火之脏，其病有寒化、热化的变化，故称"阴枢"。

**头项病　太阳编**[1]　三阳俱主表，而太阳为表中之表也。论以头痛、项强、发热、恶寒为提纲，有汗宜桂枝汤，无汗宜麻黄汤。

头痛项强是太阳病的特征，记载在太阳篇里。三阳经都主表，而太阳为表中之表。《伤寒论》以头痛、项强、恶寒、发热为提纲；有汗为表虚证，用桂枝汤治疗；无汗为表实证，用麻黄汤治疗。

**胃家**[2]**实　阳明编**[3]　阳明为表中之里，主里实证，宜三承气汤。论以胃家实为提纲。又鼻干、目痛、不眠为经病。若恶寒、头痛，为未离太阳。审其有汗、无汗，用桂枝、麻黄法。无头痛、恶寒，但见壮热、自汗、口渴，为已离太阳，宜白虎汤。仲景提纲不以此者，凡解表诸法求之太阳，攻里诸法求之阳明，立法之严也。

胃家实之证记载在阳明篇里。阳明为表中之里，主里实证，宜用三承气汤（大承气汤、小承气汤、调胃承气汤）治疗。《伤寒论》以胃家实为提纲，又鼻干、目痛、不眠为经病。若见恶寒、头痛为邪气未离太阳；审其有汗、无汗，分别采用桂枝汤或麻黄汤治疗。若无头痛、恶寒，只见壮热、自汗、口渴，为邪气已离太阳而入阳明，宜白虎汤治疗。张仲景的《伤寒论》阳明经不以此为提纲的原因，即凡是解表的方法求之于太阳，攻里的方法求之于阳明，其立法是非常严格的。

**眩苦呕**[4]**　少阳编**[5]　少阳居太阳、阳明之界，谓之阳枢，寒热相杂。若寒热往来于外，为胸胁满烦，宜大小柴胡汤。若寒热互搏于中，呕吐腹痛，宜黄连汤。痞满呕逆，宜半夏泻心汤。拒格食不入，宜干姜黄连人参汤。若邪全入于胆腑，下攻于脾为自利，宜黄芩（qín）汤。上逆于胃，利又兼呕，宜黄芩加半夏生姜汤。论以口苦、咽干、目眩为提纲。

目眩、口苦、喜呕为少阳病的特征，记载在少阳篇中。少阳居太阳与阳明之间，具转枢之功，谓之阳枢，主寒热相杂的病证。若寒热往来于外，见胸胁烦满，宜用大柴胡汤或小柴胡汤治疗。若寒热互结于中焦，症见呕吐腹痛，宜用黄连汤治疗。若见脘腹胀满，恶心呕吐，宜用半夏泻心汤。若食入即吐，宜用干姜黄连人参汤。若病邪全入于胆腑，下攻于脾，则为自利，宜用黄芩汤治疗。若病邪上逆于胃，则吐泻并作，宜用黄芩加半夏生姜汤。因此，《伤寒论》以口苦、咽干、目眩作为少阳病的辨证提纲。

---

［1］太阳编：指《伤寒论·辨太阳病脉证并治》篇。

［2］胃家：泛指胃、大肠、小肠等，包括整个胃肠道。《灵枢·本输》云："大肠、小肠皆属于胃，是足阳明也。"

［3］阳明编：即《伤寒论·辨阳明病脉证并治》篇，云："阳明之为病，胃家实是也。"

［4］眩苦呕：是目眩、口苦、呕吐，均为少阳病的主要症状。

［5］少阳编：指《伤寒论》中的少阳篇。

**吐利痛　太阴编**[1] 太阴湿土，为纯阴之脏，从寒化者多，从热化者少，此经主寒证而言，宜理中汤、四逆汤为主，第原本为王叔和所乱耳。论以腹中满、吐食、自利不渴、手足自温、腹时痛为提纲。

吐食、泻痢、腹中时痛是太阴病的特征，记载在太阴篇里。太阴属湿土，为纯阴之脏。疾病从寒化者多，从热化者少。从该经主寒证而言，应该用理中汤、四逆汤之类。太阴病的病机是脾阳虚损，寒湿中阻所致的阴寒证。《伤寒论》以腹满而吐，食不下，自利不渴，手足自温，腹中时痛，作为太阴病的辨证提纲。

**但欲寐**[2]　**少阴编**[3] 少阴居太阴、厥阴之界，谓之阴枢，有寒有热。论以脉微细、但欲寐为提纲。寒用麻黄附子细辛汤、麻黄附子甘草汤及白通汤、通脉四逆汤。热用猪苓汤、黄连鸡子黄汤及大承气汤诸法。

阳气不足，其人精神不振，总想睡觉是少阴病的特征，记载在少阴篇里。少阴居太阴、厥阴之间，可称之为阴枢。其特点为水火并居，有寒有热。《伤寒论》以脉微细，但欲寐，作为少阴病的辨证提纲。寒证用麻黄附子细辛汤、麻黄附子甘草汤、白通汤、通脉四逆汤；热证则用猪苓汤、黄连鸡子黄汤、大承气汤等。

**吐蛔渴**[4]　**厥阴编**[5] 厥阴，阴之尽也。阴尽阳生，且属风木，木中有火，主热证而言。论以消渴、气上冲心、心中疼热、饥不欲食、食则吐蛔、下之利不止为提纲，乌梅丸主之。自利下重饮水者，白头翁汤主之。凡一切宜发表法，备之太阳；一切宜攻里法，备之阳明；一切宜和解法，备之少阳；一切宜温补法，备之太阴；一切宜寒凉法，备之厥阴；一切寒热兼用法，备之少阴。此仲景《伤寒论》之六经与《内经·热病论》之六经不同也。

吐蛔、消渴为厥阴病的特征，记载在厥阴篇里。厥阴是阴之极尽，阴尽则阳生，而且足厥阴肝为风木之脏，木生火，主热证。《伤寒论》以消渴，气上撞心，心中痛热，饥不欲食，食则吐蛔，下之则利不止，作为厥阴病的辨证提纲，用乌梅丸治疗。自利下重，渴欲饮水者，用白头翁汤治疗。凡一切发表的方法，记载于太阳篇；一切攻里的方法，记载于阳明篇；一切和解的方法，记载于少阳篇；一切温补的方法，记载于太阴篇；一切寒凉清热的方法，记载于厥阴篇；一切寒热并用的方法，记载于少阴篇。这就是张仲景《伤寒论》所说的六经与《内经·热病论》六经的不同之处。

---

[1] 太阴编：即《伤寒论·辨太阴病脉证并治》篇。

[2] 但欲寐：但，只是。欲寐，想睡觉。但欲寐即指只是昏昏思睡。

[3] 少阴编：即《伤寒论·辨少阴病脉证并治》篇。

[4] 吐蛔渴：指吐蛔与消渴。

[5] 厥阴编：即《伤寒论·辨厥阴病脉证并治》篇。

**长沙论　叹高坚**[1] 仰之弥高，钻之弥坚。

张仲景的《伤寒论》具有高深的理论和丰富的实践经验，实在令人敬佩。犹如《论语》所言："仰之弥高，钻之弥坚。"

**存津液　是真诠（quán）**[2] 存津液是全书宗旨，善读书者，读于无字处。如桂枝汤甘温以解肌养液也；即麻黄汤直入皮毛，不加姜之辛热，枣之甘壅，从外治外，不伤营气，亦养液也；承气汤急下之，不使邪火灼阴，亦养液也；即麻黄附子细辛汤用附子以固少阴之根，令津液内守，不随汗涣，亦养液也；麻黄附子甘草汤以甘草易细辛，缓麻黄于中焦，取水谷之津而为汗，毫不伤阴，更养液也。推之理中汤、五苓散，必啜粥饮。小柴胡汤、吴茱萸汤皆用人参，何一而非养液之法乎？

保存病人的津液是正确的真理，存津液即是《伤寒论》全书的宗旨。善读书者，当于无字中求之。如桂枝汤是甘温以解肌养液；即使是麻黄汤直入皮毛，却不用干姜、细辛之辛热，不用大枣之甘壅，从外治外，不伤营气，这也是养津液啊。承气汤急下阳明热结，不使邪火灼阴，是养液；即使麻黄附子细辛汤用附子以固少阴之根，令津液内守，不随汗出而涣散，也是养液；麻黄附子甘草汤用甘草换细辛，一是取甘草之微缓，抑制麻黄辛温燥烈，达到微汗的目的；二是取甘草健运中气，使水谷之津化为汗液，可以毫不伤阴，这更是养津液啊。由此推之，理中汤、五苓散，服后必啜稀粥；小柴胡汤、吴茱萸汤，均用人参，哪一个不是养津液的方法呢？

**汗吐下　温清悬**[3] 在表宜汗，在胸膈宜吐，在里宜下。寒者温之，热者清之。

病在表，宜用发汗的方法；在胸膈，宜用吐法；在里，宜用攻下法。疾病属寒者，宜温里散寒；属热者，又当清热泻火。汗法、吐法、下法、温法、清法，差别很大。

**补贵当**[4]　**方而圆**[5] 虚则补之。合上为六法。曰方而圆者，言一部《伤寒论》全是活法。

虚则补之，贵在适当。与上面的汗法、吐法、下法、温法、清法共称为六法。在治疗疾病的时候，应根据患者的具体情况，灵活运用。所以说，一部《伤寒论》都是灵活的治法。

---

[1] 高坚：指学问或理论水平高深而扎实。

[2] 真诠：正确的理论。

[3] 悬：悬殊，差别很大。

[4] 当：适当，适度。

[5] 方而圆：既有一定的法则，又要灵活运用的意思。

**规矩废　甚于今**　自王叔和而后，注家多误。然亦是非参半，今则不知《伤寒论》为何物，规矩尽废矣。

自王叔和之后，对《伤寒论》的注解中有很多错误，是非参半。到了今天，竟然不知《伤寒论》是什么样的书了，治病的规矩完全废弃。

**二陈尚　九味寻**　人皆曰二陈汤为发汗平稳之剂，而不知茯苓之渗，半夏之涩，皆能留邪生热，变成谵（zhān）语、不便等症。人皆曰九味羌活汤视麻桂二汤较妥，而不知太阳病重，须防侵入少阴。此方中有芩、地之苦寒，服之不汗，恐苦寒陷入少阴，变成脉沉细但欲寐之症；服之得汗，恐苦寒戕（qiāng）伐肾阳，阳虚不能内固，变成遂漏不止之症。时医喜用此方，其亦知此方之流弊，害人匪浅也。

时下一般医生习惯用二陈汤、九味羌活汤来治疗疾病。他们认为二陈汤是发汗的平稳之剂，却不知方中茯苓之渗湿、半夏之燥湿，皆能留邪生热，而导致神昏谵语、大便不通等症。人们都说九味羌活汤比麻黄汤、桂枝汤稳妥，而不知太阳病重，必须防止侵入少阴。此方中黄芩、生地黄之苦寒，服之不出汗，恐苦寒陷入少阴，变成脉沉细、但欲寐之症；服之汗出，又恐苦寒损伤肾阳，阳虚不能内固，变成汗漏不止之症。当今的医生喜欢应用这些方剂，他们应该知道这些方剂所产生的弊端，害人不浅啊！

**香苏外　平胃临**　香苏饮力量太薄，不能驱邪尽出，恐余邪之传变多端。平胃散为燥湿消导之剂，仲景从无燥药发汗之法。且外邪未去，更无先攻其内法。

临床用香苏饮、平胃散等方剂治疗伤寒病时，香苏饮力量太小，不能祛邪尽出，恐余邪传变。平胃散则是燥湿消导的方剂，仲景从未用燥药发汗的方法，且外邪未去，更无先攻其里的道理。

**汗源涸　耗真阴**　阴者，阳之家也。桂枝汤之芍药及啜粥，俱是滋阴以救汗源。麻黄汤之用甘草与不啜粥，亦是保阴以救汗源。景岳误认其旨，每用归、地，贻（yí）害不少。

过度的发散容易使汗源枯竭，真阴耗伤。阳以阴为基础，桂枝汤中用芍药以及服后啜热稀粥，都是滋阴以救汗源。麻黄汤用甘草而不啜粥，也是保阴以救汗源。张介宾（景岳）错误地领会了这些道理，常常用当归、地黄滋阴，贻害不少。

**邪传变 病日深** 治之得法，无不即愈。若逆证、坏证、过经不愈之证，皆误治所致也。

病邪传变，病势则日益深重。疾病若治疗得法，没有不痊愈的。如果见到逆证、坏证、过经不愈之证，那都是误治所造成的。

**目击者 实痛心** 人之死于病者少，死于药者多。今行道人先学利口，以此药杀人，即以此药得名，是可慨也。

因此，病人真正死于疾病的少，而死于误治的多。看到这种情况，实在令人痛心！当今的医生只会花言巧语，以医术害人，又用医术骗得名声，真是令人感慨万分。

**医医法 脑后针** 闻前辈云，医人先当医医。以一医而治千万人，不过千万人计耳。救一医便救千万人，救千万医便救天下后世无量恒河沙数人耳。余所以于医者脑后，痛下一针。

要想整治这些庸医，就应该在他们的脑后痛下一针。听前辈说，为世人治疗疾病，莫不如先整治医生的医德、医术，假若以一个医生可以治疗千万人来计算，那么整治一个医生便可以救治千万人；若拯救千万个医生，那便可以救治天下众生，多得就像恒河沙砾一样无以计数！因此，我想在这些庸医的脑后痛下一针，希望他们迷途知返！

**若瘟疫[1] 治相侔（móu）[2]** 四时不正之气及方土异气、病人秽气，感而成病，则为瘟疫。虽有从经络入、从口鼻入之分，而见证亦以六经为据，与伤寒同。

瘟疫的辨证与治疗，基本上与治疗伤寒病是一样的。瘟疫是感受四时不正之气、地方的特殊气体或病人的秽浊之气而生。虽然有从经络传入的，有从口鼻而入的，但是辨证治疗仍要以六经为依据，这是与伤寒一致之处。

---

[1]瘟疫：急性流行性传染病的总称。名出《素问·本病论》：“民病瘟疫早发，咽嗌乃干，四肢满，肢节皆痛。”

[2]相侔：相同。

**通圣散　两解求**　仲师于太阳条，独挈（qiè）出发热不恶寒而渴为温病，是遵《内经》"人伤于寒，则为热病；冬伤于寒，春必病温；先夏至日为病温，后夏至日为病暑"之三说也。初时用麻杏甘石汤，在经用白虎加人参汤，入里用承气汤及太阴之茵陈蒿（hāo）汤，少阴之黄连阿胶汤、猪苓汤，厥阴之白头翁汤等，皆其要药，究与瘟疫之病不同也。瘟疫之病，皆新感乖戾之气而发，初起若兼恶寒者，邪从经络入，用人参败毒散为匡正托邪法。初起若兼胸满、口吐黄涎者，邪从口鼻入，用藿香正气散为辛香解秽法。惟防风通圣散面面周到，即初起未必内实，而方中之硝黄，别有妙用，从无陷邪之害。若读仲师书死于句下者，闻之无不咋舌，而不知其有利无弊也。

用防风通圣散来治疗瘟疫病，有表里双解的效果。张仲景在太阳病篇中提出"发热不恶寒而渴为温病"，是遵从《内经》"人伤于寒，则为热病；冬伤于寒，春必病温；先夏至日为病温，后夏至日为病暑"的三种说法。初时用麻杏石甘汤，在经的用白虎加人参汤，入里的用承气汤，及太阴篇的茵陈蒿汤、少阴篇的黄连阿胶汤、猪苓汤，厥阴篇的白头翁汤等。这些都是治疗温病的有效方药，但用以治疗瘟疫毕竟不完全对证。瘟疫是感受乖戾之气而发，初起若兼恶寒者，是邪从经络而入，用人参败毒散治疗是祛邪扶正的方法。若兼胸满、口吐黄涎者，是邪从口鼻而入，用藿香正气散治疗是辛香辟秽的方法。惟有防风通圣散面面俱到，初起未必有内实，而方中的大黄、芒硝别有妙用，却没有邪陷入里的弊端。如果是死读仲景之书的人，听到这些论述未免要感到惊讶，那是因为他们不知道这是有利无弊的方法。

**六法[1]　备　汗为尤[2]**　汗、吐、下、温、清、补，为治伤寒之六法。六法中惟取汗为要，以瘟疫得汗则生，不得汗则死。汗期以七日为准，如七日无汗，再俟七日以汗之。又参论仲圣法，以吐之、下之、温之、清之、补之，皆所以求其汗也。详于《时方妙用》中。

对瘟疫而言，汗、吐、下、温、清、补六法当中，尤以汗法最为重要。因为在瘟疫的治疗过程中强调有汗则生，无汗则死。汗出的时间以七日为准，如七日无汗，再过七日发汗。又参考仲景的观点，用吐法、下法、温法、清法、补法，其目的都是用来取汗的，详见于陈修园撰写的《时方妙用》一书。

---

[1]六法：指治伤寒病所用的六种方法（即汗、吐、下、温、清、补）。

[2]汗为尤：六法中唯取汗为要，因古人认为瘟疫得汗则生，不得汗则死。

达原饮　昧[1]其由　吴又可谓病在膜原，以达原饮为首方，创异说以欺人，实昧其病由也。

那些只知道用达原饮治疗瘟疫病的医生，实际上是没有认识到瘟疫病的病因。吴有性（又可）说瘟疫的病因在膜原，其用达原饮作为治疗的首方，创立异说欺骗人们，实际上他也不明白瘟疫的缘由。

司命者[2]　勿逐流　医为人之司命，熟读仲圣书而兼临证之多者，自有定识，切不可随波逐流。

因此，希望那些掌握病人生死安危的医生们，不要盲信他人。医生的职业与人的性命息息相关，熟读仲景书而又临证多的医生，肯定自有定见，切记不要随波逐流。

# 妇人经产杂病第二十三

妇人病[3]　四物良　与男子同，惟经前产后异耳。《济阴纲目》以四物汤加香附、炙草为主，凡经前产后，俱以此出入加减。

治疗妇科病，四物汤疗效很好。妇人和男子所患疾病大体一样，但惟独经前、产后病与男子不同。《济阴纲目》用四物汤加香附、炙甘草加减治疗经前、产后诸病，疗效很好。

月信[4]准　体自康　经水一月一至，不愆（qiān）其期，故名月信。经调则体自康。

月经正常，一月一至，不错过日期，故称为月信。月经正常，身体就健康。

渐早至　药宜凉　血海有热也，宜加味四物汤加续断、地榆（yú）、黄芩、黄连之类。

若月经逐渐提前，是因血分有热所致，可用凉性药物治疗。治宜加味四物汤加续断、地榆、黄芩、黄连等。

---

[1]昧：不明白，不清楚。
[2]司命者：因医生掌握着病人的性命，故称其为"司命者"。
[3]妇人病：即妇科病。
[4]月信：即月经。因其按月来潮，信而可验，故名。

渐迟至 重桂姜 血海有寒也，宜加味四物汤加干姜、肉桂之类；甚加附子。

月经逐渐推迟，是因血分有寒所致，可用温性药物来治疗，治宜加味四物汤加肉桂、干姜等，甚至可加用附子。

错杂至 气血伤 经来或早或迟不一者，气血虚而经乱也，宜前汤加人参、白术、黄芪（qí）之类。

月经或早或迟，错杂而至，是气血不足引起的月经紊乱，治宜加味四物汤加人参、白术、黄芪之类。

归脾法 主二阳[1]《内经》云：二阳之病发心脾，有不得隐曲，为女子不月。宜归脾汤。

归脾汤主治心脾两虚。《内经》说："二阳之病发心脾。"即心有隐事，精神忧郁，思虑过度，劳伤心脾，导致气血两虚，月经不至，宜用归脾汤治疗。

兼郁结 逍遥长 郁气伤肝，思虑伤脾，宜加味逍遥散。

如果兼有肝气郁结，思虑伤脾，宜用加味逍遥散疏肝养血健脾治疗。

种子[2]者 即此详 种子必调经，以归脾汤治其源，以逍遥散治其流，并以上诸法皆妙，不必他求。惟妇人体肥厚者，恐子宫脂满，另用二陈汤加川芎（xiōng）、香附为丸。

要想使妇女怀孕，必须应用上述方法来调治各种月经病。用归脾汤补心脾，益气血，治疗其根源，用逍遥散治疗其相关病变。以上方法效果都很好，不必再用其他方法。如果妇人身体肥胖，恐其子宫脂满，可另用二陈汤加川芎、香附，燥湿化痰，行气活血，制成丸药服用。

经闭塞 禁（jìn）地黄 闭塞脉实，小腹胀痛，与二阳病为女子不月者不同。虽四物汤为妇科所不禁，而经闭及积瘀实证，宜去地黄之濡滞，恐其护蓄，血不行也。加醋炒大黄二钱、桂一钱、桃仁二钱，服五六剂。

瘀血引起的闭经，应当禁用地黄之类的滋腻药物。月经不通，脉实有力，小腹胀痛，与心脾两虚、气血不足所致的闭经不同。虽然四物汤为妇科常用方剂，而瘀血引起的闭经实证，应去滋腻的地黄，以免使瘀血不得运行。还可加醋炒大黄两钱、桂枝一钱、桃仁两钱，服五六剂即愈。

---

[1] 二阳：指心脾。

[2] 种子：使妇女容易怀孕生育的意思。

**孕三月　六君尝**　得孕三月之内，多有呕吐、不食，名恶阻，宜六君子汤。俗疑半夏碍胎，而不知仲师惯用之妙品也。高鼓峰云：半夏合参术为安胎、止呕、进食之上药。

怀孕3个月以内，常见呕吐、不能进食，称为妊娠恶阻，宜服六君子汤。一般人怀疑半夏有碍胎元，而不知道这是张仲景经常应用的妙品。高斗魁说：半夏配人参、白术是安胎、止呕、进食的好药。

**安胎法　寒热商**　四物汤去川芎为主。热加黄芩、白术、续断，寒加艾叶、阿胶、杜仲、白术。大抵胎气不安，虚寒者多。庸医以"胎火"二字惑人，误人无算。

安胎的方法应辨别寒证与热证，治疗以四物汤去川芎为主进行加减。如属热证，宜加黄芩、白术、续断；如属寒证，宜加艾叶、阿胶、杜仲、白术。一般胎气不安，属虚寒者居多。那些庸医用"胎火"二字来迷惑大家，害人不浅。

**难产者　保生方**　横生倒产、浆水太早、交骨不开等症，宜保生无忧散。

横生、倒产、羊水早破、交骨不开等难产诸病，宜服保生无忧散治疗。

**开交骨**[1]**　归芎乡**　交骨不开，阴虚故也，宜加味芎归汤。

交骨不开，因阴虚所致者，宜服加味芎归汤。

**血大下　补血汤**　胎，犹舟也。血，犹水也。水满则舟浮。血下太早，则干涸（hé）而胎阻矣，宜当归补血汤加附子三钱。欲气旺则血可速生，且欲气旺而推送有力，加附子者取其性急，加酒所以速芪、归之用也。保生无忧散治浆水未行，此方治浆水过多，加味归芎汤治交骨不开。三方鼎峙（zhì），不可不知。

如出血过多引起的难产，应服当归补血汤。胎儿就像船，血液就如水，水满则船浮。如果血出的太多、太早，则阴道干枯，胎儿受阻，宜用当归补血汤加附子三钱，以达到气旺血可速生，有力推送胎儿的目的。加附子的目的是取其药性峻猛；加酒则是为了加快当归、黄芪发挥补气养血的作用。保生无忧散治羊水不行，此方治羊水过多（当为出血过多），加味归芎汤治交骨不开。三方鼎立，不可不知。

---

［1］交骨：指耻骨联合部。

**脚小趾　艾火炀（yáng）**[1] 张文仲[2]
治妇人横产手先出，诸般符药不效，以艾
火如小麦大，灸产妇右脚小趾头尖，下火
立产。

治疗难产还可用艾火灸产妇小脚趾的方法。
例如，唐代医家张文仲治疗妇人横产儿手先出者，
服用各种药物不效时，用艾火如麦粒大，灸产妇
的右脚小趾尖，火下，立刻产出。

**胎衣**[3] **阻　失笑匡（kuāng）** 胎衣
不下，宜以醋汤送失笑散三钱，即下。

如胞衣阻滞不下，宜用醋汤送服失笑散三钱，
即可产下。

**产后病　生化将** 时医相传云，生
化汤加减，治产后百病。若非由于停瘀而
误用之，则外邪反入于血室，中气反因以
受伤，危证蜂起矣。慎之，慎之！

时下的医生相传以生化汤加减可治产后百病。
如果不是因为瘀血停滞而误用它，反而会使外邪
深入血室，中气因此而受伤，危证蜂起。因此，
当慎之！慎之！

**合诸说　俱平常** 以上相沿之套法，
轻病可愈，治重病则不效。

以上各种学说都是很平常的、历代延续下来
的套法，轻病可以治愈，重病就没有效果了。

**资顾问　亦勿忘** 商治时不与众医
谈到此法，反为其所笑。

以上治法可供临床应用时参考，也是不应该
忘记的。在与众多医生商讨治疗这些疾病时，不
谈到这些基本方法，反而会被他们耻笑。

**精而密　长沙室**[4]《金匮要略》第
二十卷、第二十一卷、第二十二卷，义精
而法密。

想要获知妇产科疾病的精密治法，应当深
入研究张仲景的著作。《金匮要略》第二十卷、
二十一卷、二十二卷的论述精深而治法周密，值
得深入学习。

---

[1] 炀：熔化。此处是灸的意思。
[2] 张文仲：唐代医家。
[3] 胎衣：即胞衣。
[4] 长沙室：指张仲景《金匮要略》这本书的内容。

**妊娠篇　丸散七**[1]《妊娠篇》凡十方：丸散居七，汤居三。盖以汤者，荡也。妊娠以安胎为主，攻补俱不宜骤，故缓以图之，即此是法。

《金匮要略·妇人妊娠病脉证并治》篇中共记载10个处方，其中丸剂、散剂有7个，汤剂3个。汤者，荡也，丸者，缓也。汤剂的作用猛烈，丸剂的作用和缓。妊娠期间的治疗以安胎为主，采用攻下或补益的方法都不宜过于峻猛，应力求缓和稳妥，这才是正确的治法。

**桂枝汤　列第一**　此汤表证得之为解肌和营卫，内证得之为化气调阴阳，今人只知为伤寒首方。此于《妊娠篇》列为第一方以喝醒千百庸医之梦，亦即是法。师云：妇人得平脉，阴脉小弱，其人渴，不能食，无寒热，名妊娠，桂枝汤主之。注：阴搏阳别为有子，今反云阴脉弱小，是孕只两月，蚀下焦之气，不能作盛势也，过此则不然。妊娠初得，上下本无病，因子室有凝，气溢上下，故但以芍药一味固其阴气，使不得上溢。以桂、姜、甘、枣扶上焦之阳，而和其胃气，但令上焦之阳气充，能御相侵之阴气足矣。未尝治病，正所以治病也。

妊娠篇中的方剂，桂枝汤被列为第一方。桂枝汤治疗表证，主要是解肌调和营卫，治疗里证，则为化气调阴阳，现在的医生只知道它是治疗伤寒的首方。其实，它在妊娠篇也被列为第一方，这足以唤醒千百庸医沉睡之梦。张仲景说："妇人得平脉，阴脉小弱，其人渴，不能食，无寒热，名妊娠，桂枝汤主之。""阴搏阳别为有子"，今反"阴脉弱小"，是因为怀孕只有两个月，削弱下焦之气，不能呈现强盛之势，过了两个月就不一样了。妊娠刚开始时，上焦、下焦本来无病，因为子宫有胎元凝聚，气溢上下，所以只是用芍药一味保护阴气，使之不上逆；用桂枝、生姜、甘草、大枣助上焦之阳气，调和胃气，使上焦之阳气充足，能抵御相侵的阴气。其目的虽然不是治病，却起到了治病的效果。

**附半姜　功超轶（yì）**[2]　时医以半夏、附子坠胎不用，干姜亦疑其热而罕用之，而不知附子补命门之火以举胎，半夏和胃气以安胎，干姜暖土脏使胎易长。俗子不知。

附子、半夏、干姜三药，妊娠时若使用得当，可以收到非同一般的效果。一般的医生认为半夏、附子堕胎而不用，也怀疑干姜太热而少用，却不知附子补命门之火而保胎，半夏和胃气以安胎，干姜暖脾土而长胎，弃之不用确实可惜！

[1]九散七：《金匮要略》妊娠篇中共有10个方剂，而丸剂和散剂的处方就有7个，意思是说九散剂作用比汤剂和缓，治妊娠病以安胎为要，不宜使用过于峻急的方药。

[2]超轶：超过一般。

**内十方**[1]　**皆法律**[2]　桂枝汤治妊娠，附子汤治腹痛少腹如扇，茯苓桂枝丸治三月余漏下、动在脐上为癥痕，当归芍药散治怀妊腹中疠痛，干姜人参半夏丸治妊娠呕吐不止，当归贝母苦参丸治妊娠小便难，当归散妊娠常服，白术散妊娠养胎，方方超妙，用之如神。惟妊娠有水气、身重、小便不利、恶寒、起即头眩，用葵子茯苓散不能无疑。

妊娠篇内所列的10个方剂，处方用药严谨，都可以作为妊娠病的治疗准绳。例如，桂枝汤为妊娠篇第一方；附子汤治腹痛，小腹如扇；茯苓桂枝丸治妊娠三月余漏下，动在脐上，为癥痕积聚；当归芍药散治妊娠腹中绞痛；干姜人参半夏丸治妊娠呕吐不止；当归贝母苦参丸治孕妇小便难；妊娠常服当归散；妊娠养胎宜白术散，用之如神。惟有妊娠水肿、身重、小便不利、恶寒、站立就头晕，用葵子茯苓散治疗则有待商榷。

**产后篇**　**有神术（shù）**[3]　共九方。

《金匮要略•产后篇》，对产后病提出了高明的治疗方法和九个方剂。

**小柴胡**　**首特笔**　妊娠以桂枝汤为第一方，产后以小柴胡汤为第一方，即此是法。新产妇人有三病：一者病痉，二者病郁冒，三者大便难。产妇郁冒[4]、脉微弱、呕不能食、大便反坚、但头汗出者，以小柴胡汤主之。

《金匮要略•产后篇》首先特别列出用小柴胡汤治疗产后病。盖治疗妊娠病以桂枝汤为第一方，治产后病小柴胡汤则是第一方，这是正确的方法。新产妇人有三病：一是痉病，二是郁冒，三是大便难。《金匮要略》说："产妇郁冒，其脉微弱，呕不能食，大便反而干燥坚硬，只是头部汗出，用小柴胡汤治疗。"

**竹叶汤**　**风痉疾**[5]　《金匮》云：产后中风、发热、面正赤、喘而头痛，竹叶汤主之。钱院使注云：中风之下，当有病痉者三字。按：庸医于此证，以生化汤加姜、桂、荆芥、益母草之类，杀人无算。

张仲景用竹叶汤治疗产后中风，发为痉病。《金匮要略》说："产后中风，发热，面红，咳喘，头痛，用竹叶汤治疗。"钱院使注解说："中风"之下，应当有"病痉者"三字。庸医看到这种病，便用生化汤加干姜、桂枝、荆芥、益母草之类治疗，杀人无数。

---

[1]内十方：指《金匮要略·妇人妊娠病脉证并治篇》内所列的10个处方。

[2]法律：此处为法律、准绳之意。

[3]神术：高明的办法。

[4]郁冒：指郁闷昏冒或血虚昏厥。

[5]风痉疾：中风发痉一类的疾病。指产妇遭受风邪而引起痉挛抽搐的疾病。

**阳旦汤 功与匹**[1] 即桂枝汤增桂加附子，《活人》以桂枝汤加黄芩者误也。风乘火势，火借风威，灼筋而成痉，宜竹叶汤。若数日之久，恶寒症尚在，则为寒风，宜此汤。二汤为一热一寒之对子。师云：产后风持续数十日不解，头微痛、恶寒、时时有热、心下闷、干呕，汗出虽久，阳旦证[2]续在者，可与阳旦汤。

阳旦汤治疗产后中风而致的痉病与竹叶汤功效相似。阳旦汤就是桂枝汤增加桂枝用量，再加附子。而《活人书》用桂枝汤加黄芩是错误的。风乘火势，火借风威，灼热伤筋，而成痉病，应该用竹叶汤治疗。如果数日后仍旧恶寒，则是感受风寒，应该用阳旦汤治疗。两方是一热一寒的一对方子。张仲景说：产后受风，连续数十日不解，头微痛，恶寒，时时有热，心下闷，干呕，汗出虽经数日，阳旦证仍在者，可以继续用阳旦汤治疗。

**腹痛条 须详悉** 此下八句，皆言腹痛不同，用方各异。

对于《金匮要略》中有关腹痛的条文必须详细全面地进行研究，以下八句都是叙述不同的腹痛和相应的治疗方法。

**羊肉汤 疗（jiǎo）痛**[3] **谧（mì）**[4] 痛者，痛之缓也，为虚证。

例如：当归生姜羊肉汤能治疗产妇腹中绵绵作痛。

**痛满烦 求枳实** 满烦不得卧，里实也，宜枳实芍药散。二味无奇，妙在以麦粥下之。

若腹痛兼见烦满不得卧，是里实证，可以用枳实芍药散治疗。枳实、芍药这两味药并无神奇之处，但妙在用麦粥服之。

**著脐痛 下瘀吉** 腹中有瘀血，著于脐下而痛，宜下瘀血汤。

若腹中有瘀血，痛处固定在脐下，此为腹中有干血着脐下，宜用下瘀血汤来治疗。

---

[1] 匹：匹配，相等。

[2] 阳旦证：病证名。一指《伤寒论》的桂枝汤证。一指桂枝汤证兼见心烦口苦等里热证者，《外台秘要》记载：《古今录验》疗中风伤寒，脉浮，发热往来，汗出恶风，项颈强，鼻鸣干呕，阳旦汤主之方。"

[3] 疗痛：指产后血亏，腹中绵绵作痛。

[4] 谧：平安的意思。

**痛而烦　里热窒**[1]　小腹痛虽为停瘀，而不大便、日晡（bū）烦躁、谵语，非停瘀专证也。血因热裹而不行，非血自结于下，但攻其瘀而可愈也。《金匮》以大承气汤攻热。

若产后小腹痛，发热，大便不通，傍晚烦躁，谵语，这是由于里热实积，而非瘀血的表现。血因热邪包围而不能运行，并非血自己干结于下，只要攻其瘀热就可以，《金匮要略》用大承气汤来治疗。

**攻凉施　毋**[2]**固必**　攻有大承气汤，凉有竹皮大丸、白头翁加甘草阿胶汤。《金匮》云：病解能食，七八日更发热者，此为胃实，大承气汤主之。又云：妇人乳中虚，烦乱呕逆，安中益气，竹皮大丸主之。又云：产后下利虚极，白头翁加甘草阿胶汤主之。读此，则知丹溪产后以大补气血为主之说，为大谬也。

实证、热证就要用攻下、清热的方法，不要固执地认为产后病一定要用补气血的方药治疗才行。攻下有大承气汤，清热有竹皮大丸、白头翁加甘草阿胶汤。《金匮要略》说：病好了，能吃饭了，过七八天又发热，这是胃家实的原因，用大承气汤治疗。又说：妇人乳中虚（即给孩子喂奶，导致气血不足），心烦呕吐，用安中益气的方法，选竹皮大丸治疗。又说：产后大便泄泻，虚弱之极，用白头翁加甘草阿胶汤治疗。陈修园认为：读到这些，就知道朱震亨（丹溪）产后以大补气血为主的说法是非常错误的。

**杂病门　还熟读**　《金匮》云：妇人之病，以因虚、积冷、结气六字为纲，至末段谓千变万端，总出于阴阳虚实。而独以弦紧为言者，以经阻之始，大概属寒，气结则为弦，寒甚则为紧，以此为主，而参之兼脉可也。

读者也应该熟读《金匮要略·妇人杂病脉证并治篇》。妇人杂病以"因虚""积冷""结气"六字为纲。篇末论述疾病虽千变万化，但不外乎阴阳虚实。而惟独谈到脉弦、脉紧，是因为病邪阻滞经络之初，大多属寒，气结可见弦脉，寒甚则为紧脉。以此为主，脉症合参就可以了。

**二十方　效俱速**
**随证详　难悉录**

《金匮要略·妇人杂病脉证并治篇》中共有20个处方，疗效都很好。

这些方剂在原书中都详细地说明了它的适应证，此处不再列举。

---

[1] 窒：阻塞不通。

[2] 毋：不要。

惟温经[1] 带下[2]服　十二瘕、九痛、七害、五伤、三痼共三十六种。因经致病，统名曰带下，言病在带脉，非近时赤白带下之说也。温经汤治妇人年五十，前阴下血、暮发热、手掌烦热、腹痛、口干云云。其功实不止此也。

只有温经汤可以治疗一切妇科带下疾病。妇科疾病有十二瘕、九痛、七害、五伤、三痼，共36种，因在不同的经发病，统称带下病（妇科病）。带下病是说病在带脉，而不是现在说的赤白带下。书中说，温经汤治妇人年五十许，前阴下血、傍晚发热、手掌烦热、腹痛、口干等症，其实它的功效远不止这些。

甘麦汤　脏（zàng）躁（zào）[3]服　《金匮》云：妇人脏躁，悲伤欲哭，象如神灵所作，数欠伸，甘麦大枣汤主之。

甘麦大枣汤是专门治疗妇人脏躁的处方。《金匮要略》说：妇人脏躁，喜悲伤欲哭，如有神灵支配，哈欠连作，用甘麦大枣汤治疗。

药到咽　效可卜（bǔ）[4]　闽中诸医，因余用此数方奇效，每缮（shàn）录于读本之后，亦医风之将转也。余日望之。

只要照方服药，就会取得较好疗效。福建一带的医生，因为看到我用这些方剂有很好的效果，都抄录于书本之后，这说明医疗风气将要有所转变了，也正是我所期盼的。

道中人[5]　须造福

最后，希望我们做医生的都能更好地为患者祛病谋福。

---

[1]温经：指温经汤。

[2]带下：古人把带脉以下的疾病都叫作带下病，此处泛指妇女因月经不调而引起的各种疾患。

[3]脏躁：一种由于七情内伤，心脾受损所致的以精神失常为主要症状的疾病。多见于中青年妇女，症见悲闷欲哭，精神失常，周身疲惫，数欠伸等。

[4]卜：预期、预测。

[5]道中人：指同道中的人，此处指医生们。

# 小儿第二十四

**小儿病　多伤寒**[1]　喻嘉言曰：方书谓小儿八岁以前无伤寒，此胡言也。小儿不耐伤寒，初传太阳一经，早已身强、多汗、筋脉牵动、人事昏沉，势已极于本经，误药即死，无由见其传经，所以谓其无伤寒也。俗云：惊风皆是。

小儿发病，大多是伤寒引起的。喻昌（嘉言）说：医书中称小儿八岁以前没有伤寒病，这是胡说八道。小儿稚嫩，不能耐受风寒，病邪开始传入太阳一经，就已经出现身热多汗，筋脉拘挛，神志昏迷，这是病势传入太阳本经的原因，用药一错就死。不要因为没有见到病邪传入他经，就说他没有外感热病。俗称"惊风"。

**稚阳体**[2]　**邪易干**[3]　时医以稚阳为纯阳，生死关头，开手便错。

小儿因为阳气幼稚而不够充实，容易遭受寒邪的侵袭。一般的医生错误地认为"稚阳"就是"纯阳"，在疾病生死关头，出手治疗便错。

**凡发热　太阳观**　太阳主身之表，小儿腠理未密，最易受邪。其症头痛、项强、发热、恶寒等，小儿不能自明，惟发热一扪可见。

凡病开始有发热恶寒的症状，就可以把它看作是太阳病。太阳主一身之表，小儿的肌表、腠理不够固密，最容易感受外邪侵袭，临床表现为头痛、项背强直、发热、恶寒等。小儿不能自己说明，可是对于发热用手一摸就知道了。

**热未已　变多端**　喻嘉言曰：以其头摇手动也，而立抽掣之名；以其卒口噤、脚挛急也，而立目斜、心乱、搐搦之名；以其脊强背反也，而立角弓反张之名；造出种种不通名目，谓为惊风。而用攻痰、

假使发热持续不退，就会发生各种严重的变化。喻昌（嘉言）说：因有头摇手动的症状，则有抽搐病名；因有突然口噤、腿脚挛急，则有目斜、心乱、搐搦病名；因有脊强背反，则有角弓反张的病名，如此造出种种不同的名目，都称为惊风。若用攻痰、镇惊、清热的药物治疗，服药即死。不知道太阳之脉起于目内眦，上额交巅入脑，还出别下项，夹脊，抵腰中，所以见到以上

---

[1] 伤寒：指各种外感证。

[2] 稚阳体：指小儿机体阳气未充。

[3] 干：侵犯、侵袭。

镇惊、清热之药，投之立死矣。不知太阳之脉起于目内眦，上额交巅入脑，还出别下项，夹脊抵腰中，是以见上诸症。当时若以桂枝汤照法服之，则无余事矣。过此失治，则变为痉证。无汗用桂枝加葛根汤，有汗用桂枝加瓜蒌根汤，此太阳而兼阳明之治也。抑或寒热往来，多呕，以桂枝汤合小柴胡汤或单用小柴胡汤，此太阳而兼少阳之治也。

各种症状，当时如果立即用桂枝汤照法服之，就没有其他事了。但过了这个时候，没有正确治疗，则变为痉证。如果无汗，用桂枝加葛根汤治疗；有汗用桂枝加瓜蒌根汤治疗，这是太阳兼阳明的治法。如果见到寒热往来，多呕，用桂枝汤合小柴胡汤，或单用小柴胡汤治疗，这是太阳兼少阳的治法。

**太阳外　仔细看** 喻嘉言云：三日即愈为贵，若待经尽方解，必不能耐矣。然亦有耐得去而传他经者，亦有即时见他经之症者，宜细认之。

如果疾病的发展已超出太阳病范围，就应该仔细辨清证候。喻昌（嘉言）说：三天病愈为最好，如果等到太阳经已传尽再治疗，则患儿必不能耐受。然而也有患儿能够等到本经传尽而入他经的，也有当时就见他经症状的，应该仔细地进行辨证。

**遵法治　危而安** 遵六经提纲之法而求之，详于《伤寒论》。

只要按照《伤寒论》六经的方法辨证施治，即使是严重的疾病，也能转危为安。六经之法，详见《伤寒论》。

**若吐泻　求太阴**[1] 太阴病以吐食、自利、不渴、手足自温、腹时痛为提纲，以理中汤主之。

如果出现吐泻、腹痛、口不渴等症状，就应该按照太阴病处理。太阴病，以呕吐、食不下、自利不渴、手足自温、腹中时痛为辨证提纲，用理中汤治疗。

---

[1] 太阴：指足太阴脾。

**吐泻甚 变风淫**[1] 吐泻不止，则土虚而木邪乘之。《左传》云：风淫末疾。末，四肢之末也。即抽掣挛急之象。

如果吐泻太过，就会导致脾虚，脾虚而肝木之邪乘机内入，则会变成四肢抽搐的风证。《左传》说："风淫末疾。"末，就是四肢。末疾，就是四肢抽搐挛急的样子。

**慢脾**[2]**说 即此寻** 世谓慢脾风多死，而不知即太阴伤寒也。有初时即伤于太阴者，有渐次传入太阴者，有误用神曲、麦芽、山楂、莱（lái）菔（fú）子、枳（zhǐ）壳（qiào）、葶苈、大黄、瓜蒌（lóu）、胆南星等药陷入太阴者。既入太阴，其治同也。如吐泻后，冷汗不止，手足厥逆，理中汤加入附子，或通脉四逆汤、白通汤佐之，此太阴而兼少阴之治也。如吐泻、手足厥冷、烦躁欲死、不吐食而吐涎沫，服理中汤不应，宜吴茱萸汤佐之，此太阴而兼厥阴之治也。若三阴热化之证，如太阴腹时痛时止，用桂枝加芍药汤。大便实而痛，用桂枝加大黄汤。少阴之咳而呕渴，心烦不得眠，宜猪苓汤。心中烦、不得卧，宜黄连阿胶汤。厥阴之消渴、气冲、吐蛔、下利，宜乌梅丸。下利后重、喜饮水，用白头翁汤等症亦间有之。熟《伤寒论》者自知，而提纲不在此也。

慢脾风的治疗方法也要从这里寻找。世人都说慢脾风是不治之症，而不知道其实就是太阴伤寒。有开始就侵袭太阴的，有逐渐传入太阴的，有误用神曲、麦芽、山楂、莱菔子、枳壳、葶苈、大黄、瓜蒌、胆南星等药而使病邪陷入太阴的。若邪气侵入太阴，就按太阴病治疗。若吐泻后冷汗不止，手足厥冷，可用理中汤加附子，或用通脉四逆汤、白通汤为辅佐，这是太阴病兼少阴病的治法。又如吐泻，手足厥冷，烦躁欲死，不吐食而吐涎沫，服理中汤没有效果时，可再用吴茱萸汤为辅佐，这是太阴病兼厥阴病的治疗方法。至于邪在三阴经已经化热的证候，就不能再用理中汤了。如太阴病，腹痛时发时止，当用桂枝加芍药汤；或腹痛，大便不通，当用桂枝加大黄汤。少阴病咳而呕，口渴，心烦不得眠，当用猪苓汤；或心中烦，不得卧，当用黄连阿胶汤。厥阴病，消渴，气上撞心，吐蛔，下利，当用乌梅丸；下利不畅，口渴喜饮，当用白头翁汤等。这些情况也是存在的，而熟知《伤寒论》的人都知道，这不是辨证提纲。

---

[1]风淫：指吐泻不止，津液丧失过多，土虚而风木乘之之证，症见四肢抽搐。古书所说"风淫末疾"，就是指的这种病证。

[2]慢脾：指慢脾风，是一种由于脾胃功能衰退，长期吐泻，机体水液大量丢失，筋脉失去濡养而引起以手足抽搐为主症的疾病。多为虚证，属慢惊风范围。相对急惊风而言，这种风证往往不是骤然发作，而是渐次转成，抽搐多无力，仅四肢抽搐、摇头，或面肌抽动，并伴有面色苍白，神疲倦怠，嗜睡，四肢发冷等症状。

**阴阳证**[1]　**二太擒**[2]　三阳独取太阳，三阴独取太阴，擒贼先擒王之手段也。太阳、阳明、少阳为三阳，太阴、少阴、厥阴为三阴。

小儿科的一切疾病，凡是属于三阳（太阳、少阳、阳明）经病的，首先应该从太阳经着手治疗；凡是属于三阴（太阴、少阴、厥阴）经病的，应从太阴经着手治疗。太阳为三阳之首，太阴为三阴之首，所谓擒贼先擒王，治疗即依此从之。因此说，"阴阳证，二太擒。"

**千古秘**　**理蕴深**　喻嘉言通禅理，后得异人所授，独得千古之秘。胡卣（yǒu）臣曰：习幼科者，能虚心领会，便可免乎殃咎（jiù），若骇为异说，则造孽无极矣。

历代医籍里面蕴藏着很深的道理。喻昌（嘉言）懂得一些佛学知识，后来得到高人指点，独得千古秘方。胡卣臣说：学习儿科，若能虚心领会，就能少犯错误。如果将其视为异端邪说，则贻害无穷。

**即痘疹**　**此传心**　痘为先天之毒，伏于命门，因感外邪而发。初起时用桂枝汤等，从太阳以化其气，气化则毒不留，自无一切郁热诸证，何用服连翘、紫草、牛蒡（bàng）、生地（dì）、犀角、石膏、芩、连诸药，以致寒中变证乎？及报点已齐后，冀其浆满，易于结痂而愈，当求之太阴，用理中汤等补中宫土气，以为成浆脱痂之本，亦不赖保元汤及鹿茸、人乳、糯米、桂圆之力也。若用毒药取浆，先损中宫土气，浆何由成？误人不少！此古今痘书所未言，惟张隐庵《侣山堂类辨》微露其机于言外，殆重其道而不敢轻泄欤？疹证视痘证稍轻，亦须知此法。高士宗《医学真传》有桂枝汤加金银花、紫草法。

即使是天花、麻疹，也可以按上述方法辨证论治。痘，是先天之毒藏于命门，因感受外邪而发。初起可用桂枝汤等治疗，从太阳以化其气，气化则毒不能留，郁热证自然难成。何必要用连翘、紫草、牛蒡子、生地黄、犀角、石膏、黄芩、黄连等寒凉之药，反致变证丛生呢？等到痘点出齐后，若想早日成浆，结痂而愈，应当用太阴篇的治疗方法，以理中汤等补中焦脾胃之气而促使其成浆、脱痂。就无须用保元汤及鹿茸、人乳、糯米、桂圆等药。此时如果用药不当，损伤中焦脾胃之气，浆何以成？真是误人无数啊！这些道理，历代痘疹专著中从未提及，惟独张志聪（隐庵）的《侣山堂类辨》对其机理稍加论述，大概是张志聪看重这些道理反而不敢过多陈述吧。从病情上看，疹比痘稍轻，但对其进行辨证治疗也要知晓这些方法。高士宗的《医学真传》载有用桂枝汤加金银花、紫草治疗本病，效果亦佳。

**惟同志**　**度（dù）金针**[3]

总之，如此精深的医理和治疗方法，只有志同道合的人才能将其很好地传续下去。

---

[1] 阴阳证：指六经辨证中的三阴证和三阳证。

[2] 二太擒：指三阳证应抓住太阳这个重点，三阴证应抓住太阴这个重点，太阳、太阴是三阳三阴证的始发点，如抓住这两个病证的治疗，就可制止病势向纵深蔓延发展，这是擒贼先擒王的手段。

[3] 度金针：将正确精深的理论和法则很好地传续下去。

## 附：敷药拔风害人说

《金匮》云：人得风气以生长。此一语最精，风即气也。人在风中而不见风，犹鱼在水中而不见水，鼻息出入，顷刻离风即死。但风静即为养人之和风，风动即为杀人之邪风。若大人之中风，小儿之惊风、卒倒、抽掣、角弓反张、目上视、口流涎，皆风动之象，即气之乘也。医者宜化邪风为和风，即所以除邪气而匡正气。闽中市医，遇小儿诸病及惊痫危症，以蓖（bì）麻子、巴豆、南星、莱菔子、全蝎、大黄、急性子、皂角为末，加樗（chū）皮、冰片、麝（shè）香，以麻油或白蜜，或姜、葱汁调，敷于囟门以及胸中、脐中、足心，为拔风法。秘其方以射利，十敷十死。既死而仍不归怨之者，以为外敷之法，不妨一试，俟未效而即去之，似不为害。而不知一敷之后，元气为其拔散，即揭去其药，而既散之气，永不能使之复聚矣。况囟门为元阳之会，胸中为宗气之宅，脐中为性命之根，足心为肾脉之本，皆不可轻动。昔人以附子、海狗肾补药敷于脐中而蒸之，名医犹且戒其勿用，况大伤人之物乎？凡以保赤为心者，宜共攻此法。而又有惑于急惊、慢惊、食积之说，惯用羌活、独活、防风、秦艽、前胡、赤芍、钩藤、荆芥、天麻、厚朴、神曲、山楂、苍术、胆星、葶苈子、莱菔子、贝母、牛黄、朱砂、天竺黄、枳壳、杏仁、石菖蒲、甘草，或合为一方，或分为二三方者，亦五十步笑百步耳。

# 卷 三

## 中风方

**小续命汤**《千金》 中风总方。

麻黄去节根 人参 黄芩 川芎 白芍 炙草 杏仁 防己 桂枝 防风各一钱 附子五分，炮

加生姜三片，水二杯半，先煎麻黄至二杯，入诸药，煎八分服。

**古今录验续命汤** 治中风风痱，身体不能自持，口不言，昏冒不知痛处，或拘急不能转侧。方出《金匮》附方。

麻黄 桂枝 当归 人参 石膏 干姜 甘草各三钱 川芎一钱五分 杏仁十三粒，又一粒取三分之一

水三杯，煎一杯，温服。当小汗，薄覆脊[1]，汗出则愈。不汗更服，无所禁，勿当风。并治但伏不得卧，咳逆上气，面目浮肿。

**三化汤** 治热风中脏，大便不通。

大黄 羌活 枳壳各三钱

水二杯，煎八分服。

**稀涎散** 治中风口噤[2]，并治单蛾、双蛾。

巴豆六枚，每枚分两片 牙皂三钱，切 明矾一两

---

[1]薄覆脊：用薄衣、薄被覆盖脊背。

[2]口噤：指牙关紧闭，不能说话。

先将矾化开，却入二味搅匀，待矾枯为末，每用三分吹喉中。痰盛者灯心汤下五分，在喉即吐，在膈即下。

**参附汤**　元气暴脱，以此方急回其阳，可救十中一二。

人参一两　附子五钱

水二杯半，煎八分服。此汤治肾气脱。以人参换白术，名术附汤，治脾气脱。换黄芪，名芪附汤，治卫气脱。换当归，名归附汤，治营气脱。

**三生饮**　治寒风中脏，四肢厥冷，痰涎上涌。

生乌头二钱　生南星三钱　生附子一钱　木香五分　生姜五片

水二杯，煎七分。薛氏用人参一两，煎汤半杯调服。

**防风通圣散**　治热风卒中，外而经络手足瘛（chì）疭（zòng）[1]，内而脏腑二便闭塞，用此两解之。较之三化汤较妥，亦为类中风实火治法。所用表药，火郁发之之义也；所用下药，釜下抽薪之义也。

防风　荆芥　连翘　麻黄　薄荷　川芎　当归　白芍　白术　山栀　大黄　芒硝各五分　黄芩石膏　桔梗各一钱　甘草二钱　滑石三钱

水二杯，加生姜三片，煎八分服。自利去硝、黄。自汗去麻黄加桂枝。涎嗽加半夏、五味。

**地黄饮子**　治类中风肾虚火不归原，舌强（qiáng）[2]不能言，足废不能行。类中风虚火治法。

熟地　山萸肉　远志　巴戟（jǐ）天　石斛　石菖蒲　五味子　肉苁蓉洗　肉桂　麦冬　附子　茯苓各三钱

加薄荷叶七叶，水二杯，煎八分服。此方法在轻煎，不令诸药之味尽出。其性厚重，以镇诸逆；其气味轻清，速走诸窍也。

**补中益气汤**　治劳役饥饱过度，致伤元气，气虚而风中之。此类中风气中虚证，更有七气上逆，亦名气中，宜越鞠丸之类。

炙芪二钱　人参　白术炒　当归各一钱　炙草　陈皮各五分　升麻　柴胡各三分

---

［1］瘛疭：瘛指筋脉拘急，疭为筋脉弛缓，瘛疭即动风抽搐。

［2］舌强：指舌体伸缩不利的症象。

加生姜三片，大枣二枚，水二杯，煎八分服。

**二陈汤** 痰饮通剂。

陈皮<sub>一钱五分</sub> 半夏 茯苓<sub>各三钱</sub> 炙草<sub>一钱</sub>

加生姜三片，水三杯，煎七分服。加白术一钱，苍术二钱，竹沥四汤匙，生姜汁两汤匙，名加味二陈汤，治类中风痰中证。亦名湿中，以湿生痰也。加枳实、胆南星、竹茹，名涤痰汤。

**加味六君子汤** 治中风王道之剂。方见"膈食"。

加麦冬三钱为君，附子一钱为使，再调入竹沥五钱，生姜汁二钱，以行经络之痰，久服自愈。

**资寿解语汤**喻嘉言 治中风脾缓，舌强不语，半身不遂，与地黄饮子同意。但彼重在肾，此重在脾。

防风 附子 天麻 枣仁<sub>各二钱</sub> 羚角 肉桂<sub>各八分</sub> 羌活 甘草<sub>各五分</sub>

水二杯，煎八分，入竹沥五钱，姜汁二钱五分服。

喻嘉言治肾气不荣于舌本，加枸杞、首乌、生地、菊花、天冬、石菖蒲、元参。

**侯氏黑散**《金匮》 治大风[1]四肢烦重[2]，心中恶寒不足者。《外台》治风癫。

菊花<sub>四两</sub> 白术 防风<sub>各一两</sub> 桔梗<sub>八钱</sub> 细辛 茯苓 牡蛎 人参 矾石 当归 川芎 干姜 桂枝<sub>各三钱</sub> 黄芩<sub>五钱</sub>

上十四味，杵为散，酒服方寸匕约有八分，余每用一钱五分。日二服，温酒调服。忌一切鱼肉、大蒜，宜常冷食，六十日止，热即下矣。

**风引汤**《金匮》除热癫痫。治大人风引，少小惊痫[3]瘛疭，日数十发。

大黄 干姜 龙骨<sub>各一两</sub> 桂枝<sub>一两五钱</sub> 甘草 牡蛎<sub>各一两</sub> 寒水石 赤石脂 滑石 紫石英 白石脂 石膏<sub>各三两</sub>

上十二味，研末粗筛，用布盛之。取三指约六七钱零，井花水一杯，煎七分，温服。按：干姜宜减半。

---

[1]大风：古代证候名。风邪直中脏腑，传变迅速，故称之为大风。

[2]烦重：烦，甚也。烦重指身体极其沉重。

[3]惊痫：指惊风或癫痫之疾。

## 附录中风俗方杀人以示戒

**俗传中风方**　风证以攻痰为大戒，凡人将死之顷，皆痰声辘（lù）辘，不独中风一证。元阳无主，一身之津血俱化为痰，欲攻尽其痰，是欲攻尽其津血也。故录此以为戒。

**胆南星**寒腻大伤胃气，且能引痰入于心包、肝、胆以成痼疾。制一二次者力尚轻，若九制则为害愈酷　**枳壳**耗散元气，痰盛得此。暂开少顷，旋而中气大伤，痰涎如涌　**石菖蒲**能开心窍，心窍开则痰涎直入其中，永无出路　**半夏**此药虽能降逆开结，但与胆星同用，未免助纣为虐　**秦艽**　**羌活**　**钩藤**　**天麻**　**防风**以上六味虽风证所不忌，但无要药以主持之，亦徒成糟粕无用之物　**天竺黄**真者难得，然亦治火痰之标品　**僵蚕**虽祛风之正药，但力薄不足恃　**牛黄**虽为风痰之妙药，然与胆南星、石菖蒲、枳壳同用，则反引痰火于心窍，驱之弗出矣　**竹沥**以姜汁和之，虽能驱经络之痰，而与胆星等同用，不得中气之输布，反致寒中败胃之患　**甘草**虽为元老之才，但与诸药同用，小人道长，君子道消，亦无如之何矣。

以上诸品，或作一方，或分作二三方。患者误服之，轻者致重，重者即死；即幸免于死，亦必变为痴呆及偏枯无用之人矣，戒之！戒之！

## 虚劳方

**归脾汤**　此方补养后天第一药。治食少、不眠、怔（zhēng）忡（chōng）[1]、吐血下血、大便或溏或秘、妄梦健忘、七情所伤、遗精带浊及女子不月等证。

炙芪三钱　人参　白术蒸　枣仁炒黑　当归身茯神　龙眼肉各二钱　木香五分　炙草一钱　远志五分，去心

水三杯，煎八分，温服。高鼓峰去木香加白芍一钱五分，甚妙。咳嗽加麦冬二钱，五味七分。郁气加贝母二钱。脾虚发热加丹皮、栀子。

---

[1] 怔忡：病名。心悸的一种。

**六味地黄丸** 壮水之主，以制阳光。凡一切吐血、下血、咳嗽、不眠、骨蒸、遗精、淋浊，属于阴虚者，无不统治之。

熟地<sub>八两</sub> 山茱萸 怀山药<sub>各四两</sub> 丹皮 茯苓 泽泻<sub>各三两</sub>

研末，炼蜜为丸，如桐子大，晒干。每服三钱，淡盐汤送下，一日两服。加五味子名都气丸。加麦冬名八仙长寿丸，治咳嗽。本方减两为钱，水煎服，名六味地黄汤。

**八味地黄丸** 益火之源，以消阴翳。治腰膝无力，饮食不进，肿胀疝（shàn）瘕（jiǎ）[1]，阳痿遗精带浊，属于元阳虚者，无不统治之。

即六味丸加附子、肉桂各一两。本方去附子名七味丸，能引火归原。本方去附子加五味子名加减八味丸，治大渴不止。本方加牛膝、车前子名济生肾气丸，俗名金匮肾气丸，治水肿喘促。本方减两为钱，水煎服，名八味汤。

**小建中汤**仲景 此方为治虚劳第一方，今人不讲久矣！凡劳证必有蒸热，此方有姜桂以扶心阳，犹太阳一出，则爝（jué）火无光，即退热法也。凡劳证必饮食日少，此方温脾，即进食法也。凡劳证必咳嗽，此方补土以生金，即治嗽法也。凡劳证多属肾虚，此方补脾以输精及肾，所谓精生于谷也。今人不能读仲景书，反敢侮谤圣法，徒知生脉、六味、八味、归脾、补中，及款冬、贝母、玉竹、百合、苏陈酱、地黄炭之类，互服至死，诚可痛恨！

生白芍<sub>三钱</sub> 桂枝<sub>一钱五分</sub> 炙草<sub>一钱</sub>

加生姜一钱五分，大枣二枚，水二杯，煎八分，入饴糖三钱五分烊服。加黄芪二钱名黄芪建中汤，治虚劳诸不足。饱闷者去大枣加茯苓二钱，气逆者加半夏一钱五分。此方人参、当归、白术，俱随宜加之。

**金匮炙甘草汤** 肺燥、肺痿、咽痛、脉代等证。

生地<sub>四钱</sub> 桂枝木<sub>一钱</sub> 阿胶<sub>一钱五分</sub> 炙草<sub>二钱</sub> 人参<sub>一钱</sub> 麦冬<sub>二钱五分</sub> 枣仁（原方火麻仁）<sub>一钱五分</sub>

加生姜一钱，大枣二枚，水一杯，酒半杯，煎八分服。

---

［1］疝瘕：病名。腹中气郁积结块所致。

**喻嘉言清燥救肺汤**　治燥气郁而成劳。

桑叶经霜者，去蒂，三钱　人参一钱　石膏二钱三分，研　杏仁去皮尖，一钱二分　甘草一钱二分　麦冬一钱　枇杷叶去毛，蜜炙，一钱三分　黑芝麻一钱五分，炒研

水二杯半，煎八分，热服。痰多加贝母三钱。或加梨汁半盏。

**金匮薯蓣丸**　治虚劳诸不足，风气[1]百疾。

薯蓣[2]三十分　当归　桂枝　神曲　干地黄　豆黄卷各十分　甘草二十八分　人参　阿胶各七分　芎䓖　芍药　白术　麦冬　杏仁　防风各六分　柴胡　桔梗　茯苓各五分　干姜三分　白蔹二分　大枣百枚为膏

上二十一味，末之，炼蜜和丸如弹子大，空腹酒服一丸。一百丸为剂。分，去声。古以二钱半为一分。

**金匮大黄䗪虫丸**　治五劳虚极羸（léi）瘦，腹满不能饮食，食伤、忧伤、房室伤、饥伤、劳伤、经络荣卫伤，内有干血[3]，肌肉甲错[4]，目黯黑，缓中补虚。

大黄十分，蒸　黄芩二两　甘草三两　桃仁一升　杏仁一升　芍药四两　干漆一两　干地黄十两　虻虫一升　水蛭百个　蛴螬一升　䗪虫半升

上十二味，末之，炼蜜丸如小豆大，酒服五丸，日三服。

愚按：以搜血之品，为补血之用，仿于《内经》四乌鲗（zéi）骨一藘（lú）茹丸。张路玉以此丸药及鲍鱼入绒毛鸡腹内，黄酒童便煮烂，汁干，将鸡去骨取肉，同诸药悬火上烘干为末，加炼蜜为丸。每服二钱，以黄酒送下，日三服。代䗪虫丸甚妥。


# 咳嗽诸方

**六安煎《景岳》**　治外感咳嗽。

半夏二钱　陈皮一钱五分　茯苓二钱　甘草一钱　杏仁二钱，去皮尖　白芥子一钱，炒研

---

[1]风气：泛指外邪。

[2]薯蓣：即山药。

[3]干血：指瘀血日久，多是因虚致瘀。

[4]肌肤甲错：皮肤粗糙如鱼鳞状。

加生姜七片，水煎服。寒甚加细辛七分。愚每用必去白芥子加五味子、干姜、细辛。

**小青龙汤** 治一切咳嗽。方见《伤寒》。方中随寒热虚实加减。惟细辛、干姜、五味三药不去，读《金匮》者自知。

**加减小柴胡汤** 治发热咳嗽。

柴胡四钱　半夏二钱　黄芩　炙草各一钱五分　干姜一钱　五味子八分

水二杯半，煎一杯半，去滓，再煎八分，温服，一日二服。

**五味子汤**《千金》 治伤燥咳唾中有血，牵引胸胁痛，皮肤干枯。

五味子五分，研　桔梗　甘草　紫菀茸　续断　竹茹　桑根皮各一钱　生地黄二钱　赤小豆一撮，即赤豆之细者

上九味，水煎空心服。《秘旨》加白蜜一匙。

愚按：赤豆易生扁豆五钱，囫囵不研，最能退热补肺，但有寒热往来忌之。去续断、赤豆、地黄，加葳（wēi）蕤（ruí）、门冬、干姜、细辛亦妙。

**麦门冬汤**《千金》 治大病后火热乘肺，咳唾有血，胸膈胀满，上气羸瘦，五心烦热，渴而便秘。

麦门冬二钱，去心　桔梗　桑根皮　半夏　生地黄　紫菀茸　竹茹各一钱　麻黄七分　甘草五分，炙　五味子十粒，研　生姜一片

上十一味，水煎，空心服。

# 疟疾方

**小柴胡汤** 方见《伤寒》一切疟病俱治。

# 痢证方

**芍药汤** 行血，则脓血自愈；调气，则后重自除。三日内俱可服。

白芍　当归各一钱五分　黄连　黄芩各一钱二分　肉桂四分　槟榔一钱　木香六分　甘草四分　大黄一钱，虚人不用　厚朴一钱，炙　枳壳一钱　青皮五分

水二杯，煎八分，温服。小便不利加滑石、泽泻。滞涩难出，虚者倍归、芍，实者倍大黄。红痢加川芎、桃仁。

**人参败毒散**　喻嘉言最重此方，令微汗则阳气升，而陷者举矣。此法时医不讲，余每用此方加陈仓米四钱，或加黄芩、黄连，屡用屡效。

羌活　独活　前胡　柴胡　川芎　枳壳　茯苓　桔梗　人参以上各一钱　甘草一分

水二杯，加生姜三片，煎七分服。加仓米名仓廪汤，治噤口痢。

## 心腹痛胸痹方

**乌梅丸**　方见《伤寒》治虫痛。

**苏合香丸**　治注痛。

拙著《从众录》有方论。又鬼疰（zhù）不去，宜虎骨、鹿茸、羚羊角、龙骨各三钱。以羊肉汤煎，入麝香少许服。取腥膻之味，引浊阴之气从阴而泄，此喻嘉言《寓意草》法也。

**香苏饮**　治气痛。一切感冒俱佳。

香附二钱，制研　紫苏叶三钱　陈皮　甘草各一钱

加生姜五片，水二杯，煎八分服。心痛加延胡索二钱，酒一盏。

**七气汤**　亦名四七汤　治七情之气郁逆。

半夏　厚朴　茯苓各三钱　紫苏叶一钱

加生姜三片，水二杯，煎八分服。

**百合汤**　治心口痛诸药不效。亦属气痛。

百合一两　乌药三钱

水三杯，煎八分服。此方余自海坛得来。

**失笑散**　治一切血滞作痛如神。

五灵脂醋炒　蒲黄各一两

共研末，每服三钱，以醋汤送下，日二服。

**桃仁承气汤**　治心腹痛，大便不通，其人如狂，属死血。

桂枝二钱　桃仁十七枚，去皮尖　大黄四钱　芒硝七分　甘草七分

水二杯，煎八分，去滓，入硝二沸，温服。

**丹参饮** 治心胸诸痛神验，妇人更宜。亦属血痛。亦可通治诸痛。

丹参一两　白檀香要真者，极香的切片　砂仁各一钱

水二杯，煎八分服。

**妙香散** 方见遗精。

**平胃散** 治一切饮食停滞。

苍术　厚朴炒　陈皮各二钱　甘草一钱

加生姜五片，水二杯，煎八分服。肉积加山楂；面积加麦芽、莱菔子；谷积加谷芽；酒积加葛根、砂仁。

**二陈汤** 方见中风。

**十枣汤** 治水饮作痛。峻剂，不可轻用。

大戟　芫花炒　甘遂各等分，研末

用大枣十枚，水二杯，煎七分，去滓，入药方寸匕约有七分服，次早当下。未下，再一服。服后体虚，以稀粥调养。

**理中汤** 方见《伤寒》 治冷痛。

**吴茱萸汤** 仲景治冷痛。通治食谷欲呕，头痛如破，烦躁欲死者，及大吐不已之证。

吴茱萸汤泡，二钱五分　人参一钱五分　大枣五枚　生姜五钱，切片

水二杯，煎八分，温服。

**金铃子散** 治心口痛及胁痛、腹痛，如神。属热者。

金铃子去核　延胡索各二两，研末

每服三钱，黄酒送下。

**厚朴三物汤**《金匮》 治心腹实痛，大便闭者。

厚朴四钱　大黄二钱　枳实一钱五分

水二杯，煎八分，温服。

**厚朴七物汤**《金匮》 即前方加桂枝、甘草各一钱五分，生姜二钱五分，大枣五枚。

水二杯，煎八分服。呕者加半夏一钱。寒多者加生姜一钱五分。

**附子粳米汤**《金匮》 治腹中寒气，雷鸣切痛，胸胁逆满，呕吐。

附子二钱，制 半夏四钱 炙草一钱 粳米五钱，布包 大枣一枚

水三杯，煎八分，温服，日夜作三服。

**大黄附子汤**《金匮》 胁下偏痛，发热，脉紧弦者。

大黄 附子各三钱 细辛二钱

水二杯，煎八分服。

**当归生姜羊肉汤**《金匮》 治心腹诸痛虚极，诸药不效者，一服如神。及胁痛里急，妇人产后腹中疠痛。

当归七钱五分 生姜一两二钱五分 羊肉四两，去筋膜，用药戥秤方准

水五杯，煎取二杯，温服一杯，一日两服。若寒多者加生姜五钱。痛多而呕者加橘皮五钱、白术二钱五分。

**栝蒌薤白白酒**[1]**汤**《金匮》 治胸痹喘息咳唾，胸背痛，寸沉迟，关上小紧。

瓜蒌连皮子捣，五钱 薤白如干者用三钱，生者用六钱

白酒三杯煎八分服。加半夏二钱名栝蒌薤白半夏汤，治胸痹不得卧，心痛彻背[2]。

**大建中汤**《金匮》 治胸大寒痛，呕不能饮食，腹中寒上冲，皮起出见有头足，上下痛不可触近。

川椒三钱，微炒出汗 干姜四钱 人参三钱

水二盅，煎一盅，去滓，入胶饴（yí）四钱，煎取八分，温服。如一炊顷，可食热粥半碗。

# 膈食反胃方

**左归饮**《景岳》 即六味汤去丹皮、泽泻，加枸杞、炙草。

**启膈饮**《心悟》 治食入即吐。

---

［1］白酒：此处指米酒。

［2］心痛彻背：心痛剧烈放射到背部。

川贝母一钱五分，切片，不研　沙参三钱　丹参二钱　川郁金五分　干荷蒂三个　砂仁壳四分　杵头糠三钱，布包　茯苓一钱五分　石菖蒲四分

水二杯，煎一杯服。

**大半夏汤**《金匮》　治反胃。

人参二钱　半夏俗用明矾制者不可用，只用姜水浸二日，一日一换。清水浸三日，一日一换。捞起蒸熟，切片晒干，四钱。

长流水入蜜扬二百四十遍，取二杯半，煎七分服。

**吴茱萸汤**　方见心腹痛。

**六君子汤**　此方为补脾健胃、祛痰进食之通剂，百病皆以此方收功。

人参　白术炒　茯苓　半夏各二钱　陈皮　炙草各一钱

加生姜五片，大枣二粒。

水二杯，煎八分服。治反胃宜加附子二钱，丁香、藿香、砂仁各一钱。

**附子理中汤**　治反胃。

即理中汤加附子三钱。治反胃加茯苓四钱，甘草减半。

**附膈食方法：**

《人镜经》曰：《内经》云三阳结谓之隔。盖足太阳膀胱经水道不行，手太阳小肠经津液枯槁，足阳明胃经燥粪结聚。所以饮食拒而不入，纵入太仓，还出喉咙。夫肠胃一日一便，乃常度也。今五七日不便，陈物不去，新物不纳，宜用三一承气汤节次下之，后用脂麻饮啜之。陈莝（cuò）去而肠胃洁，癥瘕尽而营卫昌，饮食自进矣。

**三一承气汤**

大黄　芒硝　甘草　厚朴　枳实各一钱

水二杯，煎八分服。按：此方太峻，姑存之以备参考。

# 气喘方

**苏子降气汤**　治上盛下虚、气喘等证。

紫苏子二钱，微炒　前胡　当归　半夏　陈皮　厚朴各一钱　沉香　炙草各五分

加生姜三片，大枣二枚，水二杯，煎八分服。

**葶苈大枣泻肺汤**《金匮》 治支饮满而肺气闭，气闭则呼吸不能自如，用此苦降，以泄实邪。

葶苈子隔纸炒研如泥，二钱二分

水一杯半，大枣十二枚，煎七分，入葶苈子服之。

**十枣汤** 方见心腹痛。

**小青龙汤** 方见《伤寒》。

**贞元饮**《景岳》 阴血为阳气之依归，血虚则气无所依，时或微喘，妇人血海常虚，多有此证。景岳方意在"济之缓之"之四字。济之以归、地，缓之以甘草，颇有意义。今人加紫石英、黑铅之重镇，则失缓之之义；加沉香、白芥子之辛香，则失济之之义矣。且此方非为元气奔脱而设，时医每遇大喘之证，必以此方大剂与服。气升则火升，偶得濡润之药，气亦渐平一晌，旋而阴柔之性与饮水混为一家，则胸膈间纯是阴霾之气，其人顷刻归阴矣。吾乡潘市医倡此法以局人神智，无一人悟及，诚可痛恨！

熟地黄五七钱或一二两　当归身三四钱　炙草一二三钱

水三四杯，煎八分服。

**苓桂术甘汤**《金匮》 治气短。

喻嘉言云：此治呼气短。

茯苓四钱　白术　桂枝各二钱　炙草一钱五分

水二杯，煎八分服。

**肾气丸**《金匮》 治气短。

喻嘉言云：此治吸气短，即八味地黄丸，但原方系干生地黄、桂枝。

**茯苓甘草大枣汤** 仲景治气喘脐下动气，欲作奔豚[1]。

茯苓六钱　桂枝　甘草炙，各二钱　大枣四枚

用甘澜水三杯半，先煎茯苓至二杯，入诸药，煎七分服。作甘澜水法：取长流水扬之数百遍，或千遍愈妙。

---

[1] 奔豚：病名，发病时自觉有气从少腹上冲心胸，如小猪在体内奔跑而得名。

**真武汤** 仲景镇水逆，定痰喘之神剂。方见伤寒。

宜倍茯苓。咳嗽甚者去生姜，加干姜一钱五分，五味、细辛各一钱。

**黑锡丹** 治脾肾虚冷，上实下虚，奔豚，五种水气，中风痰潮危急。

喻嘉言曰：凡遇阴火逆冲，真阳暴脱，气喘痰鸣之急证，舍此方再无他法可施。予每用小囊佩带随身，恐遇急证不及取药，且欲吾身元气温养其药，藉丹效灵，厥功历历可纪，即痘证倒塌逆候，服此亦可回生。

沉香　附子炮　胡芦巴　肉桂各五钱　小茴香　补骨脂　肉豆蔻　木香　金铃子去核，各一两　硫黄　黑铅与硫黄炒成砂子，各三两

上为末，酒煮面糊丸梧子大，阴干，以布袋擦令光莹，每服四五十丸，姜汤送下。

# 血证方

**麻黄人参芍药汤** 东垣治吐血外感寒邪，内虚蕴热。

桂枝五分，补表虚　麻黄去外寒　黄芪实表益卫　炙甘草补脾　白芍安太阴　人参益元气而实表　麦冬补肺气，各三分　五味子五粒，安肺气　当归五分，和血养血

水煎，热服。

按：此方以解表为止血，是东垣之巧思幸中，非有定识也。观其每味自注药性，俱悖圣经，便知其陋。

**甘草干姜汤**《金匮》

炙甘草四钱　干姜二钱，炮

水二杯，煎八分服。

**柏叶汤**《金匮》 治吐血不止。

柏叶生用三钱，无生者用干者二钱　干姜一钱　艾叶生用二钱，如无生者用干者一钱

水四杯，取马通二杯，煎一杯服。如无马通，以童便二杯，煎八分服。

**黄土汤**《金匮》 治先便后血为远血。亦治衄血[1]、吐血不止。

---

[1]衄血：鼻孔出血，亦泛指出血。

灶心黄土八钱，原方四钱　生地　黄芩　甘草　阿胶　白术　附子炮，各一钱五分

水三杯，煎八分服。

**赤小豆散**《金匮》　治先血后便为近血。

赤小豆浸令出芽，晒干，一两　当归四钱

共研末，每服三钱，浆水下，即洗米水，三日后有酸味是也。按：凡止血标药可随宜作引，血余炭可用一二两同煎，诸血皆验。栀子、茜草、干侧柏治上血，槐花、生地黄、乌梅、续断治血崩。凡下血及血痢，口渴、后重、脉洪有力者为火盛。可用苦参子去壳，仁勿破，外以龙眼肉包之，空腹以仓米汤送下九粒，一日二三服，渐至十四粒，二日效。

# 水肿方

**五皮饮**　此方出华元化《中藏经》，以皮治皮，不伤中气，所以为治肿通用之剂。

大腹皮酒洗　桑白皮生，各二钱　云苓皮四钱　陈皮二钱　生姜皮一钱

水三杯，煎八分，温服。上肿宜发汗，加紫苏叶、荆芥各二钱，防风一钱，杏仁一钱五分。下肿宜利小便，加防己二钱，木通、赤小豆各一钱五分。喘而腹胀加生莱菔子、杏仁各二钱。小便不利者为阳水，加赤小豆、防己、地肤子。小便自利者为阴水，加白术二钱，苍术、川椒各一钱五分。热加海蛤三钱，知母一钱五分。寒加附子、干姜各二钱，肉桂一钱。呕逆加半夏、生姜各二钱。腹痛加白芍二钱，桂枝一钱，炙甘草一钱。

**导水茯苓汤**　治水肿，头面、手足、遍身肿如烂瓜之状，按而塌陷；胸腹喘满，不能转侧安睡，饮食不下；小便秘涩，溺出如割，或如黑豆汁而绝少。服喘嗽气逆诸药不效者，用此即渐利而愈。

泽泻　赤茯苓　麦门冬去心　白术各三两　桑白皮　紫苏　槟榔　木瓜各一两　大腹皮　陈皮　砂仁　木香各七钱五分

上㕮咀，每服一二两，水二杯，灯草三十根，煎八分，食远服。如病重者可用药五两，又加麦冬及灯草半两，以水一斗，于砂锅内熬至一大碗。再下小锅内，煎

至一盏，五更空心服。

**加减金匮肾气丸** 治脾肾两虚，肿势渐大，喘促不眠等证。

熟地<sub>四两</sub> 云茯苓<sub>三两</sub> 肉桂 牛膝 丹皮 山药 泽泻 车前子 山茱萸<sub>各二</sub>两 附子<sub>五钱</sub>

研末，炼蜜丸如桐子大，每服三钱，灯草汤送下，一日两服。以两为钱，水煎服，名加减金匮肾气汤。但附子必倍用方效。加川椒目一钱五分，巴戟天二钱，治脚面肿。

# 风 水

因风而病水也。

**防己黄芪汤**《金匮》 治风水，脉浮身重，汗出恶风。

防己<sub>三钱</sub> 炙草<sub>一钱五分</sub> 白术<sub>二钱</sub> 黄芪<sub>三钱</sub> 生姜<sub>四片</sub> 大枣<sub>一粒</sub>

水二杯，煎八分服。服后如虫行皮中，从腰下如冰，后坐被上，又以一被绕腰下，温令微汗瘥。喘者加麻黄。胃中不和者加芍药。气上冲者加桂枝。

虚汗自出，故不用麻黄以散之，只用防己以驱之。服后身如虫行及腰下如冰云云，皆湿下行之征也。然非芪、术、甘草，焉能使卫气复振，而驱湿下行哉！

**越婢汤**《金匮》 治恶风一身悉肿，脉浮不渴，续自汗出，无大热者。

麻黄<sub>六钱</sub> 石膏<sub>八钱</sub> 甘草<sub>二钱</sub> 生姜<sub>三钱</sub> 大枣<sub>五枚</sub>

水四杯，先煮麻黄至三杯，去沫，入诸药煎八分服，日夜作三服。恶风者加附子一钱。风水加白术四钱。

前云身重为湿多，此云一身悉肿为风多。风多气多热亦多，且属急风，故用此猛剂。

**杏子汤** 脉浮者为风水，发其汗即已。方缺，或云即甘草麻黄汤加杏仁。

# 皮 水

水行于皮中也。其脉浮，外证跗肿，按之没指。曰不恶风者，不兼风也。曰其腹如鼓者，外有胀形内不坚满也。曰不渴者，病不在内也。曰当发其汗者，以水在皮宜汗也。

**防己茯苓汤**《金匮》 治四肢肿，水在皮中聂聂[1]动者。

防己 桂枝 黄芪各三钱 茯苓六钱 炙草一钱

水三杯，煎八分服，日夜作三服。

药亦同防己黄芪汤，但去术加桂、苓者，风水之湿在经络，近内；皮水之湿在皮肤，近外。故但以苓协桂，渗周身之湿，而不以术燥其中气也。不用姜、枣者，湿不在上焦之营卫，无取乎宣之也。

**蒲灰散**《金匮》 厥而为皮水者，此主之。肿甚而溃之逆证，厥之为言逆也。

蒲灰半斤 滑石一斤

为末。饮服方寸匕，日三服。

愚按：当是外敷法，然利湿热之剂，亦可内服外掺也。

**越婢加术汤**《金匮》 里水此主之，甘草麻黄汤亦主之。按：里水当是皮水笔误也。或水在皮里，即皮水之重者，亦未可知。

方见风水。

**甘草麻黄汤**

麻黄四钱 甘草二钱

水二杯，先煮麻黄至一杯半，去沫，入甘草煮七分服。重覆汗出，不汗再服，慎风寒。

二药上宣肺气，中助土气，外行水气。


# 正 水

水之正伏也。其脉迟者，水属阴也。外证自喘者，阴甚于下，不复与胸中之阳气相调，水气格阳而喘也。其目窠如蚕，两胫肿大诸证，《金匮》未言，无不俱见。

愚按：正水《金匮》未出方。然提纲云：脉沉迟，外证自喘，则真武汤、小青

---

[1] 聂聂：《集韵》："聂，木叶动貌。"此处形容肌肤轻微颤动。

龙汤皆正治之的方，越婢加附子汤、麻黄附子汤亦变证之备方，桂甘麻辛附子汤加生桑皮五钱，黑豆一两，为穷极之巧方，此正水之拟治法也。

# 石　水

谓下焦水坚如石也。其脉自沉，外证少腹满，不喘。

**麻黄附子汤**

麻黄三钱　炙草二钱　附子一钱

水二杯，先煮麻黄至一杯半，去沫，入诸药煎七分温服，日作三服。此即麻黄附子甘草汤，分两略异。即以温经散寒之法，变为温经利水之妙。

# 黄　汗

汗出沾衣而色黄也。汗出入水，水邪伤心；或汗出当风所致。汗与水皆属水气，因其入而内结，则郁热而黄，其脉沉而迟。外证身发热，四肢头面肿，久不愈必致痈脓。

**黄芪桂枝芍药苦酒汤**《金匮》　治身体肿，发热汗出而渴，状如风水，汗出沾衣色正黄如柏汁，脉自沉风水脉浮，黄汗脉沉。以汗出入水中浴，水从毛孔得入水气从毛孔入而伤其心，故水火相侵而色黄，水气搏结，而脉沉也。凡看书宜活看，此证亦有从酒后汗出当风所致者，虽无外水，而所出之汗，因风内返亦是水。凡脾胃受湿，湿久生热，湿热交蒸而成黄，皆可以汗出入水之意悟之。

黄芪五钱　芍药　桂枝各三钱

苦酒一杯半，水一杯，煎八分，温服。当心烦，至六七日乃解。汗出于心，苦酒止之太急，故心烦。至六七日，正复而邪自退也。

**桂枝加黄芪汤**《金匮》　黄汗之病，两胫自冷，盗汗出。汗已反发热，久久身必甲错，发热不止者，必生恶疮。若身重汗出已辄轻者，久久必身瞤，瞤即胸中痛。又从腰以上汗出，下无汗，腰髋驰痛，如有物在皮中状。剧者不能食，身疼重，烦躁，小便不利。以上皆黄汗之变证，师备拟之，以立治法。兹因集隘，不能全录，只辑其要。此为黄汗。言变证虽多，而其源总由水气伤心所致。结此一句，见治法不离其宗。

桂枝　芍药　生姜各三钱　甘草炙　黄芪各二钱　大枣四枚

水三杯，煮八分，温服。须臾啜热粥一杯余，以助药力。温覆取微汗，若不汗，更服。前方止汗，是治黄汗之正病法。此方令微汗，是治黄汗之变证法。

## 胀满蛊胀方

**七气汤**　方见心腹痛治实胀属七情之气者。

**胃苓散**　消胀行水。

苍术一钱五分，炒　白术　厚朴各一钱五分　桂枝一钱　陈皮　泽泻　猪苓各一钱五分　炙草七分　茯苓四钱

加生姜五片，水三杯，煎八分服。去桂、草，以煨半熟，蒜头捣为丸，陈米汤下三四钱，一日两服更妙。

**三物厚朴汤**

**七物厚朴汤**

二方俱见腹痛。

**桂甘姜枣麻辛附子汤**《金匮》　治气分，心下坚大如盘，边如旋杯。

桂枝　生姜各三钱　甘草　麻黄　细辛各二钱　附子一钱　大枣三枚

水三杯，先煮麻黄至二杯，去沫，入诸药，煎八分，温服，日夜作三服。当汗出如虫行皮上即愈。

此证是心肾不交病。上不能降，下不能升，日积月累，如铁石难破。方中桂、甘、姜、枣以和其上，而复用麻黄、细辛、附子少阴的剂以治其下，庶上下交通而病愈。所谓大气一转，其气乃散也。

**枳术汤**《金匮》　治心下坚大如盘，如盘而不如杯，邪尚散漫未结，虽坚大而不满痛也。水饮所作与气分有别也，气无形以辛甘散之，水有形以苦泄之。

枳实二钱　白术四钱

水二杯，煎八分服，日夜作三服，腹中软即止。

禹余粮丸《三因》 治十种水气，脚膝肿，上气喘急，小便不利，但是水气，悉皆主之。许学士及丹溪皆云此方治臌胀之要药。

蛇含石大者三两，以新铁铫盛，入炭火中烧蛇黄与铫子一般红，用钳取蛇黄，倾入醋中，候冷取出，研极细 禹余粮石三两 真针砂五两，先以水淘净炒干，入余粮一处，用米醋二升，就铫内煮醋干为度，后用铫，并药入炭中，烧红钳出，倾药净砖地上，候冷研细

以三物为主，其次量人虚实，入下项。治水妙在转输，此方三物，既非大戟、甘遂、芫花之比，又有下项药扶持，故虚人老人亦可服。

羌活 木香 茯苓 川芎 牛膝酒浸 桂心 蓬术 青皮 附子炮 干姜炮 白豆蔻炮 大茴香炒 京三棱炮 白蒺（jí）藜（lí） 当归酒浸一宿，各半两

上为末，入前药拌匀，以汤浸蒸饼，捩（liè）去水，和药再杵极匀，丸如桐子大。食前温酒白汤送下三十丸至五十丸。最忌盐，一毫不可入口，否则发疾愈甚。但试服药，即于小便内旋去，不动脏腑，病去日，日三服，兼以温和调补气血药助之，真神方也。

此方昔人用之屡效，以其大能暖水脏也，服此丸更以调补气血药助之，不为峻也。


# 暑证方

六一散 河间治一切暑病。

滑石六两 甘草一两

研末，每服三钱，井花水下，或灯草汤下。

白虎汤 仲景治伤暑大渴、大汗之证。

方见《伤寒》。加人参者，以暑伤元气也。加苍术者，治身热足冷，以暑必夹湿也。

香薷饮 治伤暑，发热、身痛、口燥、舌干、吐泻。

甘草一钱 厚朴一钱五分 扁豆二钱 香薷四钱

水二杯，煎八分，冷服或温服。泻利加茯苓、白术，呕吐加半夏，暑气发搐加羌活、秦艽。

**大顺散** 治阴暑，即畏热贪凉之病。

干姜一钱，炒　甘草八分，炒　杏仁去皮尖，六分，炒　肉桂六分

共为细末，每服三钱，水一杯，煎七分服。如烦躁，井花水调下一钱半。

**生脉散** 却暑良方。

人参一钱　麦冬三钱　五味一钱

水一杯，煎七分服。

**清暑益气汤** 东垣

炙芪一钱五分　人参　白术　苍术　青皮　陈皮　麦冬　猪苓　黄柏各五分　干葛　泽泻各二钱　神曲八分　五味　炙草各三分　升麻三分

加生姜三片，大枣二枚，水二杯，煎七分服。

**一物瓜蒂汤**《金匮》

瓜蒂二十个

水二杯，煎八分服。

# 泄泻方

**胃苓散**

方见胀满。加减详《三字经》小注。

**四神丸** 治脾肾虚寒，五更泄泻。

补骨脂四两，酒炒　肉豆蔻面煨去油　吴茱萸泡　五味炒，各二两

用红枣五两，生姜五两，同煮。去姜，将枣去皮核捣烂为丸，如桐子大。每日五更服三钱，临卧服三钱，米汤下。加白术、附子、罂粟、人参更效。

**生姜泻心汤**

**黄连汤**

**甘草泻心汤**

**半夏泻心汤**

**干姜黄芩黄连人参汤**

**厚朴生姜半夏甘草人参汤**

以上六方，俱见《伤寒论读》。

按：以上诸法，与《内经》中"热消瘅则便寒，寒中之属则便热"一节，揆脉证而择用，甚验。张石顽《医通》载之甚详，但古调不弹久矣。

余新悟出一方，有泻心之意。上可消痞，下可止泻。肠热胃寒，能分走而各尽其长。非有他方，即《伤寒》厥阴条之乌梅丸也。屡用屡验。

# 卷　四

## 眩晕方

**一味大黄散**

**鹿茸酒**

二方见上《三字经》小注。

**加味左归饮**　治肾虚头痛如神，并治眩晕目痛。

熟地七八钱　山茱萸　怀山药　茯苓　枸杞各三钱　肉苁蓉酒洗切片，三四钱　细辛　炙草各一钱　川芎二钱

水三杯，煎八分，温服。

**正元丹**《秘旨》　治命门火衰，不能生土，吐利[1]厥冷。有时阴火上冲，则头面赤热，眩晕恶心。浊气逆满，则胸胁刺痛，脐肚胀急。

人参三两，用附子一两煮汁收入，去附子　黄芪一两五钱，用川芎一两酒煮汁收入，去川芎　山药一两，用干姜三钱煎汁收入，去干姜　白术二两，用陈皮五钱煮汁收入，去陈皮　茯苓二两，用肉桂六钱酒煎汁收入，晒干勿见火，去桂　甘草一两五钱，用乌药二两煮汁收入，去乌药

上六味，除茯苓，文武火缓缓焙干，勿炒伤药性，杵为散。

每服三钱，水一盏，姜三片，红枣一枚，擘（bò），煎数沸，入盐一捻，和滓调服。服后，饮热酒一杯，以助药力。

---

[1] 吐利：证名。指呕吐、下利之证并见。

115

## 呕哕吐方

### 二陈汤

半夏二钱　陈皮一钱　茯苓三钱　炙草八分

加生姜三片，水二杯，煎八分服。加减法详《三字经》小注。

**小柴胡汤**　方见《伤寒》。

**吴茱萸汤**　方见膈食反胃。

**大黄甘草汤**《金匮》　治食已即吐。

大黄五钱　甘草一钱五分

水二杯，煎八分服。

**干姜黄连黄芩人参汤**　仲景凡呕家夹热，不利于香砂橘半者，服此如神。

干姜不炒　黄芩　黄连　人参各一钱五分

水一杯半，煎七分服。

**进退黄连汤**

黄连姜汁炒　干姜炮　人参人乳拌蒸，一钱五分　桂枝一钱　半夏姜制，一钱五分　大枣二枚

进法：用本方七味俱不制，水三茶杯，煎一杯温服。退法：不用桂枝，黄连减半，或加肉桂五分。如上逐味制熟，煎服法同。但空腹服崔氏八味丸三钱，半饥服煎剂耳。

## 癫狂痫方

**滚痰丸**王隐君　治一切实痰异证。孕妇忌服。

青礞石三两，研如米大，同焰硝三两，入新磁罐内封固，以铁线扎之，外以盐泥封固，煅过研末，水飞，二两实　沉香一两，另研　川大黄酒蒸　黄芩炒，各八两

共为末，水泛为丸，绿豆大，每服一钱至二钱，食远沸汤下。

**生铁落饮**　治狂妄不避亲疏。

铁落一盏，用水六杯，煮取三杯，入下项药　石膏一两　龙齿　茯苓　防风各七分　黑

参　秦艽各五钱

铁落水三杯，煎一杯服，一日两服。

**当归承气汤**秘传方　治男妇痰迷心窍，逾墙越壁，胡言乱走。

归尾一两　大黄酒洗　芒硝　枳实　厚朴各五钱　炙草三钱

水二杯，煎八分服。

**温胆汤**　骆氏《内经拾遗》云：癫狂之由，皆是胆涎沃心，故神不守舍，理宜温胆。亦治痫病。

即二陈汤加枳实、鲜竹茹各二钱，或调下飞矾分半。

**当归龙荟丸**　治肝经实火，大便秘结，小便涩滞，或胸膈疼痛，阴囊肿胀。凡属肝经实火，皆宜用之。

叶天士云：动怒惊触，致五志阳越莫制，狂乱不避亲疏，非苦降之药，未能清爽其神识也。

当归　龙胆草　栀子仁　黄柏　黄连　黄芩各一两　大黄　芦荟　青黛各五钱　木香二钱五分　麝香五分，另研

共为末，神曲糊丸，每服二十丸，姜汤下。

**丹矾丸**《医通》　治五痫。

黄丹一两　白矾二两

二味入银罐煅通红，为末，入腊茶一两，不落水猪心血为丸，朱砂为衣。每服三十丸，茶清下。久服其涎自便出，半月后更以安神药调之。按：猪心血不黏，宜加炼蜜少许合捣。

**磁朱丸**　治癫狂痫如神。

磁石一两　朱砂一两　六神曲三两，生研

共研末。另以六神曲一两，水和作饼，煮浮。入前药加炼蜜为丸，如麻子大。沸汤下二钱。解见《时方歌括》。

## 五淋癃闭赤白浊遗精方

**五淋汤**

赤茯苓三钱　白芍　山栀子各二钱　当归　细甘草各一钱四分

加灯芯十四寸，水煎服。解见《时方歌括》。

**滋肾丸**　又名通关丸。治小便点滴不通，及治冲脉上逆、喘呃等证。

黄柏　知母各一两　肉桂一钱

共研末，水泛为丸，桐子大，阴干。每服三钱，淡盐汤下。

**补中益气汤**　方见中风治一切气虚下陷。

**萆分清饮**　治白浊。

川萆薢四钱　益智仁　乌药各一钱五分　石菖蒲一钱

一本加甘草梢一钱五分，茯苓二钱，水二杯，煎八分，入盐一捻服，一日两服。

**四君子汤**　方见《时方歌括》。

歌曰：白浊多因心气虚，不应只作肾虚医。四君子汤加远志，一服之间见效奇。

**龙胆泻肝汤**　治胁痛、口苦、耳聋、筋痿、阴湿热痒、阴肿、白浊、溲血。

龙胆草三分　黄芩　栀子　泽泻　木通　车前子各五分　当归　甘草　生地各三分　柴胡一钱

水一杯半，煎八分服。

**五倍子丸**　治遗精固脱之方。

五倍子青盐煮干，焙　茯苓各二两

为末，炼蜜丸桐子大，每服二钱，盐汤下，日两服。

**妙香散**

怀山药二两　茯苓　茯神　龙骨　远志　人参各一两　桔梗五钱　木香三钱　甘草一两　麝香一钱　朱砂二钱

共为末，每服三钱，莲子汤调下。

## 疝气方

**五苓散**　仲景本方治太阳证身热、口渴、小便少。今变其分两，借用治疝。

猪苓　泽泻　茯苓各二钱　肉桂一钱　白术四钱

水三杯，煮八分服，加木通、川楝子各一钱五分，橘核三钱，木香一钱。

**三层茴香丸**　治一切疝气如神。

大茴香五钱，同盐五钱炒，和盐称一两　川楝子一两　沙参　木香各一两

为末，米糊丸如桐子大，每服三钱，空心温酒下，或盐汤下，才服尽，接第二料。

又照前方加荜茇一两，槟榔五钱，共五两半。依前丸服法。若未愈，再服第三料。

又照前第二方加茯苓四两，附子炮一两，共前八味，重十两。丸服如前，虽三十年之久，大如栲栳，皆可消散，神效。

**千金翼洗方**　治丈夫阴肿如斗，核中痛。

雄黄末一两　矾石二两　甘草七钱

水五杯，煎二杯洗。

## 消渴方

**白虎汤**

**调胃承气汤**

**理中丸**

**乌梅丸**

四方俱见《伤寒》。

**肾气丸**

**六味汤**

**炙甘草汤**

三方俱见虚劳。

**麦门冬汤**

麦门冬四钱　半夏一钱五分　人参二钱　粳米四钱　炙甘草一钱　大枣二枚

水二杯，煎八分，温服。

## 麻仁丸

火麻仁<sub>二两</sub>　芍药　枳实<sub>各五钱</sub>　大黄　厚朴<sub>各一两</sub>

研末，炼蜜丸如桐子大，每服十丸，米饮下，以知为度。

# 痰饮方

**王节斋化痰丸**　治津液为火熏蒸，凝浊郁结成痰，根深蒂固，以此缓治之。

香附<sub>童便浸炒，五钱</sub>　橘红<sub>一两</sub>　瓜蒌仁<sub>一两</sub>　黄芩<sub>酒炒</sub>　天门冬　海蛤粉<sub>各一两</sub>　青黛<sub>三钱</sub>　芒硝<sub>三钱，另研</sub>　桔梗<sub>五钱</sub>　连翘<sub>五钱</sub>

共研为末，炼蜜入生姜汁少许，为丸如弹子大，每用一丸，噙化。或为小丸，姜汤送下二钱。

**苓桂术甘汤**《金匮》　治胸胁支满目眩，并治饮邪阻滞心肺之阳，令呼气短。

**肾气丸**　治饮邪阻滞肝肾之阴，令吸气短。

二方俱见喘证方。

**甘遂半夏汤**《金匮》　治饮邪留连不去，心下坚满。

甘遂<sub>大者三枚</sub>　半夏<sub>汤洗七次，十三枚，以水一中杯，煮取半杯，去滓</sub>　芍药<sub>五枚，约今之三钱</sub>　甘草<sub>如指一枚，炙，约今一钱三分</sub>

水二杯，煎六分，去滓，入蜜半盏，再煎至八分服。

程氏曰：留者行之，用甘遂以决水饮；结者散之，用半夏以散痰饮。甘遂之性直达，恐其过于行水，缓以甘草、白蜜之甘，坚以芍药之苦，虽甘草、甘遂相反，而实以相使，此苦坚甘缓约之法也。《灵枢经》曰：约方犹约囊。其斯之谓与？尤氏曰：甘草与甘遂相反，而同用之者，盖欲其一战而留饮尽去，因相激而相成也。芍药、白蜜，不特安中，亦缓毒药耳。

**十枣汤**《金匮》　治悬饮<sup>[1]</sup>内痛。亦治支饮<sup>[2]</sup>。

方见腹痛。

---

[1] 悬饮：病名，四饮之一。指饮邪停留胁肋部而见咳唾引痛的病证。

[2] 支饮：病名，四饮之一。指饮邪停留于胸膈之间，上迫于肺，肺失肃降所致的病证。

**大青龙汤**《金匮》　治溢饮[1]之病属经表属热者，宜此凉发之。

**小青龙汤**《金匮》　治溢饮之病属经表属寒者，宜此温发之。

以上二方，俱见《伤寒》。

**木防己汤**《金匮》　人膈中清虚如太空，然支饮之气乘之，则满喘而痞坚，面色黧黑，脉亦沉紧，得之数十日，医者吐之下之俱不愈，宜以此汤开三焦之结，通上下之气。

木防己三钱　石膏六钱　桂枝二钱　人参四钱

水二杯，煎八分，温服。

**木防己汤去石膏加茯苓芒硝汤**《金匮》　前方有人参，吐下后水邪因虚而结者，服之即愈。若水邪实结者，虽愈而三日复发，又与前方不应者。故用此汤去石膏之寒，加茯苓直输水道，芒硝峻开坚结也。又此方与小青龙汤，治吼喘病甚效。

木防己二钱　桂枝二钱　茯苓四钱　人参四钱　芒硝二钱五分

水二杯半，煎七分，去滓，入芒硝微煎，温服，微利自愈。

**泽泻汤**《金匮》　支饮虽不中正，而迫近于心，饮邪上乘清阳之位。其人苦冒眩[2]，冒者，昏冒而神不清，如有物冒蔽之也；眩者，目旋转而乍见眩黑者，宜此汤。

泽泻五钱　白术二钱

水二杯，煎七分，温服。

**厚朴大黄汤**《金匮》　治支饮胸满。支饮原不中正，饮盛则偏者不偏，故直驱之从大便出。

厚朴二钱　大黄二钱　枳实一钱五分

水二杯，煎七分，温服。

**葶苈大枣泻肺汤**《金匮》　治支饮不得息。

方见气喘。

---

[1]溢饮：病名，四饮之一。指饮邪泛溢于体表肌肤或多因脾虚不运所致的病证。

[2]冒眩：指头晕眼花之症。

**小半夏汤**《金匮》 治心下支饮，呕而不渴。

半夏四钱 生姜八钱

水二杯，煎八分，温服。

**己椒苈黄丸**《金匮》 治腹满口舌干燥，肠间有水气。

防己 椒目 葶苈熬 大黄各一两

共为细末，炼蜜丸如梧子大，先饮食服一丸，日三服，稍增之，口中有津液。渴者加芒硝半两。

程氏曰：防己、椒目导饮于前，清者从小便而出；大黄、葶苈推饮于后，浊者从大便而下。此前后分消，则腹满减而水饮行，脾气转输而津液生矣。

**小半夏加茯苓汤**《金匮》 治卒然呕吐，心下痞[1]，膈间有水气，眩悸者。

即小半夏汤加茯苓四钱。

**五苓散**《金匮》 治脐下悸，吐涎沫而癫眩[2]，此水也。

泽泻一两六株 猪苓 茯苓 白术各十八株（十黍为一株，约今四分一厘七毫） 桂枝半两

为末，白饮和服方寸匕，日三服。多暖水，汗出愈。六株为一分，即今之二钱半也。泽泻应一两二钱五分。猪苓、白术、茯苓各应七钱五分也。方寸匕者，匕即匙，也作匙。正方一寸大，约八九分也。余用二钱。

愚按：脐下动气去术加桂，理中丸法也。今因吐涎沫是水气盛，必得苦燥之白术，方能制水。癫眩是土中湿气化为阴霾，上弥清窍，必得温燥之白术，方能胜湿。证有兼见，法须变通。

**附方外台茯苓饮** 治积饮既去，而虚气塞满其中，不能进食。此证最多，此方最妙。

茯苓 人参 白术各一钱五分 枳实一钱 橘皮一钱二分五厘 生姜二钱

水二杯，煮七分服，一日三服。

徐忠可曰：俗谓陈皮能减参力，此不惟陈皮，且加枳实之多，补泻并行，何其妙也。

---

[1] 心下痞：证名。指胃脘满闷，按之柔软不痛的症候。

[2] 癫眩：即头目眩晕。

### 三因白散

滑石五钱　半夏三钱　附子二钱，炮

共研末，每服五钱，加生姜三片，蜜三钱，水一杯半，煎七分服。

# 伤寒方

## 太　阳

### 桂枝汤

桂枝　白芍各三钱　甘草二钱，炙　生姜三钱，切片　大枣四枚

水二杯，煎八分，温服。服后少顷，啜粥一杯，以助药力，温覆微似汗。若一服病止，不必再服；若病重者，一日夜作三服。

### 麻黄汤

麻黄三钱，去根节　桂枝二钱　杏仁去皮尖，二十三枚　甘草一钱

水三杯，先煮麻黄至二杯，吹去上沫，纳诸药，煎八分，温服。不须啜粥，余将息如前法。

### 大青龙汤

麻黄六钱，去根节　桂枝二钱　甘草二钱，炙　杏仁去皮尖，十二枚　生姜三钱，切片　大枣四枚　石膏碎，以绵裹，四钱五分

水四杯，先煮麻黄至二杯半，去上沫，纳诸药，再煮八分，温服，温覆取微似汗，汗出多者，以温粉扑之。白术、煅牡蛎、龙骨研末。若汗多亡阳者，以真武汤救之。

### 小青龙汤

麻黄去根节　白芍　干姜不炒　甘草　桂枝各二钱　半夏三钱　五味子一钱　细辛八分

水三杯半，先煮麻黄至二杯半，去沫，纳诸药，煎八分，温服。若渴者，去半夏加瓜蒌根二钱。若噎者，去麻黄加附子一钱五分。小便不利，小腹痛满，去麻黄加茯苓四钱。若喘者，去麻黄加杏仁二十一枚。

按：《论》云：若微利者，去麻黄加芫（guān）花。今芫花不常用，时法用茯苓四钱代之，即猪苓、泽泻亦可代也，但行道人当于方后注明。

### 桂枝加葛根汤

即桂枝汤加葛根四钱。

水三杯半，先煮葛根至二杯半，吹去沫，入诸药，煎至八分，温服，不须啜粥。

### 葛根汤

葛根四钱　麻黄三钱　生姜三钱　甘草二钱　桂枝二钱　大枣四枚　白芍二钱

水三盅半，先煎麻黄、葛根至二杯，去沫，入诸药，至八分，温服。微似汗，不须啜粥。

# 阳　明

### 白虎汤

石膏八钱，碎，绵裹　知母三钱　炙草一钱　粳米四钱

水三杯，煎一杯，温服。

### 调胃承气汤

大黄四钱，清酒润　炙草二钱　芒硝三钱

水二杯半，先煮大黄、甘草，取一杯，去滓，入芒硝微煮令沸，少少温服之。

### 小承气汤

大黄四钱　厚朴、枳实各二钱

水二杯，煎八分，温服。初服当更衣，不尔者再煮服，若更衣勿服。

### 大承气汤

大黄二钱，酒润　厚朴四钱　枳实　芒硝各二钱

水三杯，先煮枳实、厚朴至一杯半，去滓，纳大黄；煮一杯，去滓，纳芒硝，微火煮一二沸服。得下，勿再服。

## 少 阳

### 小柴胡汤

柴胡四钱　人参　黄芩　炙草　生姜各一钱　半夏二钱　大枣二枚

水二盅，煎一盅，去滓，再煎八分，温服，一日夜作三服。胸中烦而不呕者，去半夏、人参加瓜蒌二钱。渴者，去半夏，加人参七分、瓜蒌根二钱。腹中痛者，去黄芩，加芍药一钱半。胁下痞硬，去大枣，加牡蛎二钱。心下悸、小便不利者，去黄芩，加茯苓一钱。不渴，外有微热者，去人参，加桂枝一钱五分。温覆取微似汗愈。咳者，去人参、大枣、生姜，加五味子一钱、干姜一钱五分。

### 大柴胡汤

柴胡四钱　半夏二钱　黄芩　芍药　枳实各钱半　生姜二钱五分　大枣二枚

一本有大黄五分。水三盅，煎八分，温服一盅，一日夜作三服。

## 太 阴

### 理中丸汤

人参　白术　干姜　甘草各三两

共研末，蜜丸如鸡子黄大，研碎以沸汤服一丸，日三四服。服后啜热粥，以腹热为度。或用各三钱，水三盅，煎八分，温服。服后啜热粥。若脐上筑者，去术加桂。吐多者，去术加生姜二钱；下多者还用术。悸者，加茯苓。渴欲饮水者，加术。腹痛者，加人参。寒者，加干姜。腹满者，去术加附子。服汤后如食顷，啜热粥，微自温，勿揭衣被。

### 四逆汤

甘草四钱，炙　干姜二钱　附子二钱，生用

水三盅，煎八分，温服。

### 通脉四逆加人尿猪胆汤

干姜六钱　甘草四钱　附子二钱，生用

水三盅，煎八分，加猪胆汁一汤匙，人尿半汤匙，温服。

### 桂枝加芍药汤

桂枝　生姜各三钱　大枣四枚　芍药六钱　炙草二钱

水三杯，煎一杯服。

### 桂枝加大黄汤

桂枝　生姜各三钱　芍药六钱　炙草二钱　大黄七分　大枣四枚

水三杯，煎八分，温服。

# 少　阴

### 麻黄附子细辛汤

麻黄去根节　细辛各三钱　附子一钱五分

水三盅，先煮麻黄至二盅，去沫，入诸药煎七分，温服。

### 麻黄附子甘草汤

麻黄去根　甘草各三钱　附子一钱五分

煎法同上。

### 通脉四逆汤

干姜六钱　炙草四钱　附子二钱，生用

水三杯，煎八分，温服。

### 白通汤

干姜三钱　附子三钱，生用　葱白二根

水三杯，煎八分，温服。

### 吴茱萸汤

吴茱萸三钱，汤泡　人参一钱五分　大枣四枚　生姜六钱

水煎服。

### 猪苓汤

猪苓　茯苓　泽泻　滑石　阿胶各三钱

水一杯，先煮四味至一杯，去滓，入胶煎化服。

### 黄连阿胶鸡子黄汤

黄连四钱　黄芩一钱　芍药二钱　阿胶三钱　鸡子黄一枚

水二杯半，煎一杯半，去滓，入胶烊尽，小冷，入鸡子黄搅令相得。温服，一日三服。

### 大承气汤　方见阳明。

# 厥 阴

### 乌梅丸

乌梅九十三枚　细辛六钱　干姜一两　当归四钱　黄连一两六钱　附子六钱，炮　蜀椒四钱，炒　桂枝　人参　黄柏各六钱

各另研末，合筛之，以苦酒浸乌梅一宿，去核，饭上蒸之，捣成泥，入炼蜜共捣千下，丸如梧子大，先饮食白饮服十丸，日三服，渐加至二十丸。

### 当归四逆汤

当归　桂枝　白芍各三钱　甘草炙　木通　细辛各二钱　大枣八枚，又一枚取三分之一，擘

水三杯，煎八分，温服。寒气盛者，加吴茱萸二钱半，生姜八钱，以水二杯，清酒二杯，煮取一杯半，温分二服。

### 白头翁汤

白头翁一钱　黄连　黄柏　秦皮各一钱五分

水二杯，煎八分，温服。余详于《时方妙用·附录伤寒门》。

# 瘟疫方

### 人参败毒散　方见痢疾。
### 防风通圣散　方见中风。
### 藿香正气散　治外受四时不正之气，内停饮食，头痛寒热；或霍乱吐泻，或作疟疾。

藿香　白芷　大腹皮　紫苏　茯苓各三两　陈皮　白术　厚朴　半夏曲　桔梗各二两　甘草一两

每服五钱。加姜、枣煎。

**神圣辟瘟丹**　神圣辟瘟丹，留传在世间，正元焚一炷，四季保平安。此歌出聂久吾《汇函》。

羌活　独活　白芷　香附　大黄　甘松　山柰　赤箭　雄黄各等分　苍术倍用

上为末，面糊为丸弹子大，黄丹为衣，晒干，正月初一清晨，焚一炷辟瘟。

# 妇人科方

**四物汤**　统治妇人百病。

当归身　熟地　白芍酒炒，各三钱　川芎一钱五分

水三杯，煎八分服。加制香附二钱，研碎，炙草一钱。加减详《三字经》。

**归脾汤**　方见虚劳。

**逍遥散**《景岳》　治妇人思郁过度，致伤心脾冲任之源，血气日枯，渐至经脉不调者。

当归三钱　芍药一钱五分　熟地五钱　枣仁二钱，炒　茯神一钱五分　远志五分　陈皮八分　炙草一钱

水三杯，煎八分服。气虚加人参;经滞痛加香附。按：方虽庸陋，能滋阳明之燥，故从俗附录之。地黄生用佳。

**当归散**《金匮》　瘦而有火，胎不安者，宜此。

当归　黄芩　芍药　芎劳各一斤　白术半斤

共研末，酒服方寸匕。今用一钱，日再服。妊娠常服即易产，胎无疾若。产后百病悉主之。

**白术散**《金匮》　肥白有寒，胎不安者，此能养胎。

白术　川芎　川椒　牡蛎

为末，酒服一钱匕，今用一钱，日三服，夜一服。但苦痛加芍药，心下毒痛加川芎，心烦吐痛不食加细辛、半夏服之，后更以醋浆服之。复不解者，小麦汁服

之。以后渴者，大麦汁服之。病虽愈，服勿置。

**保生无忧散**　妇人临产，先服一二剂，自然易生。或遇横生倒产，连日不生，服二三剂，神效。

当归一钱五分，酒洗　川贝母一钱　黄芪八分，生用　艾叶七分　酒芍一钱二分，冬日一钱　菟丝子一钱四分　厚朴姜汁炒，七分　荆芥穗八分　枳壳麸炒，六分　川芎二钱二分　羌活　甘草各五分

加生姜三片，水二杯，煎八分，空心服。

此方全用撑法。当归、川芎、白芍养血活血者也。厚朴去瘀血者也，用之撑开血脉，俾恶寒露不致填塞。羌活、荆芥疏通太阳。将背后一撑，太阳经脉最长，太阳治则诸经皆治。枳壳疏理结气，将面前一撑，俾胎气敛抑而无阻滞之虞。艾叶温暖子宫，撑动子宫则胞胎灵动。贝母、菟丝最能滑胎顺气，将胎气全体一撑，大具天然活泼之趣矣。加黄芪者，所以撑扶元气，元气旺则转动有力也。生姜通神明，去秽恶，散寒止呕，所以撑扶正气而安胃气。甘草协和诸药，俾其左宜右有，而全其撑法之神也。此方人多不得其解，程钟龄注独超，故全录之。

**加味归芎汤**

川芎三钱　当归身五钱　龟板三钱，生研　妇人生过男女顶门发烧如鸡子大

水三杯，煎八分服。如人行五里即生。

**当归补血汤**

当归三钱　炙芪一两

水煎服。加附子三钱，神效。或加桂一钱。

**失笑散**　方见心腹痛。

**生化汤**

当归五钱　川芎二钱　干姜五分，炮　桃仁一钱五分，去皮尖　甘草一钱，炙

水二杯，煎八分服。产后风，口噤、角弓反张[1]者，宜加荆芥穗三钱。又方，中风口噤，用华佗愈风散，即荆芥穗一味焙为末，勿焦黑，以童便和酒送下。口噤药不下者，用一两零，再以童便煎好，从鼻孔灌下。

---

　[1] 角弓反张：是指项背高度强直，使身体仰曲如弓状的病症。

**当归生姜羊肉汤** 方见心腹痛。

**竹叶汤**《金匮》 治产后中风，病痉发热，面正赤，喘而头痛。

鲜竹叶四十九片 葛根三钱 防风一钱 桔梗 桂枝 人参 附子炮 甘草各一钱 大枣五枚 生姜五钱

水三杯，煎八分，温服，温覆使汗出，日夜作三服。头项强加附子五分，煎药扬去沫，呕者加半夏二钱。

愚按：自汗者，去葛根加瓜蒌根三钱，附子五分，产后痉证，十中只可救一，除此方外，无一善方。

**甘麦大枣汤**

甘草三钱 小麦一两六钱 大枣十枚

水三杯，煎一杯服，日作三服。

《金匮》方只录五首。余见拙著《金匮浅说》《金匮读》内，二书即欲梓行，集隘不能尽登。

# 小儿科方

小儿无专方，以上诸方，折为小剂用之。今儿科开口即曰食、曰惊、曰风、曰疳，所用之药，大抵以钩藤、秦艽、防风、羌活、独活、天麻、前胡、全蝎、僵蚕为祛风之品；朱砂、牛黄、胆星、石菖蒲、天竺黄、代赭（zhě）石、青黛、赤芍，金银煎汤为定惊之品；以山楂、神曲、麦芽、谷芽、莱菔子、枳壳、厚朴、槟榔、草果为消食之品；以芜（wú）荑（yí）、榧（fěi）子、使君子、螟（míng）蛉（líng）土、五谷虫为治疳之品。如杏仁、葶苈、酒芩、桑白皮、半夏曲、苏陈皮、贝母、天花粉之类，谓为通用调气化痰之善药。父传子，师传徒，其专方皆杀人之具也。钱仲阳以金石之药为倡，犹有一二方近道处，至《铁镜》采薇汤则乱道甚矣。近日儿科，只用以上所列诸药，任意写来，造孽无已，实堪痛恨。

# 附　录

## 阴　阳

### 识一字便可为医说

客有问于余曰：医之为道，乃古圣人泄天地之秘，夺造化之权，起死回生，非读破万卷书，参透事事物物之理者不能。今非通儒而业此，亦能疗人病获盛名，何也？

余曰：天地间有理[1]有数[2]，理可胜数，则有学问之医，远近崇之，遂得以尽其活人之道。然仲景为医中之圣，尚未见许于当时，观《伤寒论》之序文可见，犹宣圣[3]以素王[4]老其身，天之意在万世，不在一时也。仲景之后，名贤辈出，类皆不得志于时，闭

有人问我：作为医生，就是泄露天地的秘密，与自然规律争夺人的生命，使人起死回生，不是博览群书、参透万事万物规律的人是做不到的。如今不是学识渊博的人也能做医生，也能治疗病人且远近闻名，这是为什么呢？

我说：天地间万物都有规律和定数，规律可超过定数，所以有学问找到规律的医生，得到远近推崇，于是医术全都得以运用。但是张仲景虽为医中之圣，在当时尚且未得到赞赏，看《伤寒论》的序文就能知道，如同孔圣人，去世后才被尊称为素王。上天的意图在世世代代，而不在于一时。张仲景之后，也有很多贤能的医生出现，大都在当时不得志，闭门著书，用这种方式传授医道、医术。而喻嘉言、柯韵伯二位先生，尤其让人感到愤怒不公平，这是定数可以理解却不可

---

[1] 理：指道理，规则。

[2] 数：指定数，命运。

[3] 宣圣：指孔子。因汉平帝元始元年谥孔子为褒成宣尼公，此后历代皆尊孔子为圣人，故有此称。

[4] 素王：旧指有帝王之德而未居其位者，后儒家以素王称孔子。

门著书，以为传道之计。而喻嘉言、柯韵伯二先生书，尤感愤而为不平之鸣，此理数之可言而不可言者矣。今之业医者，无论不足为通儒，而求其识一字者，亦可以为良医矣。无论其识多字也，只求其识一字者，则可以为良医矣。客曰：此何字也，得毋[1]所谓丁字乎？余曰：亦其类耳，不必他求，即"人"字是也。人乃阴精阳气合而成之者也，左为阳，左边一"丿"，阳之位也；右为阴，右边一"乀"，阴之位也。作书者，遇"丿"处自然轻手挥之，阳主乎气，轻清之象也；遇"乀"处自然重手顿之，阴主乎精，重浊之象也。两画不相离，阴阳互根之道也。两画各自位置，阴阳对待之道也。"丿"在左者不可使之右，"乀"在右者不可使之左，阴阳不离之道也。左"丿"由重而轻，万物生于水，即男女媾（gòu）精，万物化生之义，由阴而阳也。右"乀"由轻而重，形生于气，即大哉乾（qián）元，乃通天，至哉坤元，乃顺承天之义[2]，阳统乎阴也。二者合之则成人，合之之义，医书谓之曰抱，《周易》名

说明。现如今从医者，无论是不是学识渊博的人，只要他认识一个字，就可以成为好医生。无论他认识的字有多少，只要他认识一个字，就可以成为好医生。那人说：这是什么字呢，该不会是丁字吧？我说：和它相似，不用去其他地方寻问，这个字就是"人"字。人是阴精阳气结合而形成的，左边是阳，左边一个撇，是阳位。右边是阴，右边一个捺，占的是阴位。写书法的人，遇到撇的时候，自然而然的就轻轻地写出飘逸之感，阳就是说人的气，轻盈透亮；遇到捺的时候，自然就下笔稍重显出顿感，阴主精，说的是人的肉体，沉重浑浊。两个笔画不分开，是阴阳互根的学说。两个笔画在各自的位置，是阴阳对立的学说。撇在左边的不可以让它去右边，捺在右边的不可以让它去左边，是阴阳不相离的学说。左撇写时笔画由重到轻，万物源于水，即男女相互交配，万物相生的道理，这是由阴到阳的转变。右边的捺写时由轻到重，形体依赖于气而生长，即乾元是万物的创造者，统领着天道，体现着天的意志。坤元化育万物，顺从和秉承天道。撇和捺两者相合就构成人字，合的意义，医书上称之为抱，《周易》上称之为交，交则一切都通泰。假使用人的形体来简单分析，则人的鼻子之下嘴巴之上是水沟穴，又叫人中，是因为它处于人身体的"天地"之中（上天的气通过鼻子传到身体里，大地之气通过嘴巴传到身体里。上天以五气来养人，从鼻子进入；大地以五味养人，从嘴巴进入。水沟穴在这中间，所以叫做人中）。从人中往上看，眼睛，鼻子，耳朵都是两孔（偶画），从人中往下看，嘴巴和两个排便口都是一孔（奇画）。上面三个是偶画称为阴，下面三个是奇画称为阳。取天地的意思，合成泰卦。人的形体在外，同样必须符合阴阳的形象而成为人，人的意义重大啊！你如果

---

[1] 得毋：莫非，该不会是。

[2] 大哉乾元，乃通统天，至哉坤元，乃顺承天之义：乾：《易》卦名，象征天；元：始；坤：《易》卦名，象征地。乾元是万物的创造者，统领着天道，体现着天的意志。坤元化育万物，顺从和秉承天道。

之曰交，交则为泰矣。试以形景浅言之，人之鼻下口上水沟穴，一名人中，取人身居乎天地中之义也。<sub>天气通于鼻，地气通于口。天食人以五气，鼻受之；地食人以五味，口受之。穴居其中，故曰人中。</sub>自人中而上，目、鼻、耳皆两窍，<sub>偶画。</sub>自人中而下，口与二便皆单窍，<sub>奇画。</sub>上三画偶而为阴，下三画奇而为阳，取天地之义，合成泰卦[1]也。形景主外，犹必合阴阳之象而成人，况人之所以生之理乎，人之为义大矣哉！子若遇医者，问此一字，恐高车驷马，诩诩以名医自负者，亦一字不识也。客闻予言，亦大笑而去。

遇到一个医生，就只需要问他这一个字，恐怕他即使坐着华丽的马车，骄傲自大地称自己为名医，也是一字不认识的人。这人听完我说的这些话，也大笑着走了。

# 脏　腑

## 十二官

《灵兰秘典论》[2]云：心者，君主之官[3]也，神明出焉。肺者，相傅[4]之官，治节[5]出焉。肝者，将军[6]之

《灵兰秘典论》说：心，犹如君主，人的精神意识思维活动由此而出。肺，犹如宰相，全身气血由其治理调节。肝，犹如将军，谋略思虑由此而出。胆性正直而刚毅，具有正确的判断决定能力。膻中，犹如心君的使臣，代君行令，心志的

---

[1] 泰卦：《易》卦名，该卦上为坤、坤为地，下为乾、乾为天，天地一下一上，形不相交而气可相交，则天地亨通，呈通泰之像。

[2]《灵兰秘典论》：即《素问·灵兰秘典论篇》第八。

[3] 君主之官：人的气血运行、思想意识、精神活动及脏腑功能的协调都有赖于心的功能，故以君主之官喻其重要性。

[4] 相傅：指肺有帮助心调节其他脏腑功能的作用。

[5] 治节：治，有监督之意；节，指限制、调节。

[6] 将军：比喻肝性易动及刚强之意。

官，谋虑出焉。胆者，中正[1]之官，决断出焉。膻（dàn）中[2]者，臣使之官，喜乐出焉。脾胃者，仓廪（lǐn）[3]之官，五味出焉。大肠者，传道[4]之官，变化出焉。小肠者，受盛[5]之官，化物出焉。肾者，作强[6]之官，伎巧出焉。三焦者，决渎（dú）[7]之官，水道出焉。膀胱者，州都[8]之官，津液藏焉，气化则能出矣。按：此以脾胃合为一官，恐错简耳。《刺法补遗篇》[9]云：脾者，谏议[10]之官，知周出焉；胃者，仓廪之官，五味出焉。采此补入，方足十二官之数。

喜乐由它传出。脾胃，犹如管理粮仓的官吏，饮食五味之精微由此而出。大肠，犹如主管运输的官吏，能使食物之糟粕变化成粪便由此排出体外。小肠，犹如受盛之官，承受容纳胃传来的食物，分清泌浊，变化物质。肾，犹如一个强劲有力的官吏，人的智能和技巧由此产生。三焦，犹如疏通水道的官吏，全身水液的通道由其管理。膀胱，犹如管理水库的官吏，水液藏于此，经过气化而排出。此处将脾胃合为一官，恐怕是文字次序错乱了。《刺法补遗篇》说：脾，犹如谏议之官，智慧周密，由此而出；胃，犹如管理粮仓的官吏，饮食五味，由此而出。采用这个补录进来，十二官的数目，就齐全了。

## 心　说

心，火脏[11]，身之主，神明之舍也。《小篆》尝言，"心"字篆

心，在五行属火，主宰人体的一切生命活动。《小篆》曾说，"心"字篆文是倒过来的"火"字。心为火脏，心火没有上炎是因为心是火字倒过来

---

[1] 中正："正"应作"精"，作"清"解。"中精"是说胆为清净之腑，藏清汁。

[2] 膻中：膻中近心，类似于君主的臣使，可代心宣令。

[3] 仓廪：贮藏粮食的仓库。

[4] 传道：传，驿站之意；道，通达之意。

[5] 受盛：即接受、以器盛物的意思。

[6] 作强：指肾有产生强劲之力的功能。

[7] 决渎：决，通也；渎，水道也。

[8] 州都：指三焦为水液都会之处。

[9]《刺法补遗篇》：即《素问·刺法论篇》第七十二（遗篇）。

[10] 谏议：有劝谏、建议之意，比喻脾有发现问题，做出提示的作用。

[11] 火脏：心在五行属火，为阳中之阳，故称火脏。

文只是一倒"火"字耳。盖心，火也，不欲炎上，故颠倒之，以见调燮（xiè）[1]之妙也。祝无功[2]曰：庖（páo）氏一画，直竖之则为"丨"，左右倚之则为"丿"、为"乀"，缩之则为"、"，曲之则"乚"，"乚""、"圆而神，"一""丨""丿""乀"方以直，世间字变化浩繁，未有能外"一""丨""丿""乀"结构之者。独"心"字欲动欲流，圆妙不居，出之乎"一""丨""丿""乀"之外，更索一字与作对不得。正以"心"者，"新"也。神明之官，变化而日新也。心主血脉，血脉日新，新新不停，则为平人，否则疾矣。其合脉也，其荣色也，开窍于舌。

写的，用来表明调和元气，协理阴阳的精妙。祝无功说：庖氏汉字的笔画，直竖为竖，左右笔画为撇、为捺，缩小为点，弯曲为竖钩，竖钩、点婉转精神，横、竖、撇、捺方正笔直，世间的字变化繁多，没有能在横、竖、撇、捺结构外的。唯独"心"字欲动欲流，圆妙不居，在横、竖、撇、捺之外，更没有和心字对应的字。"心"字取"新"之意，指心所主的神明每天会有变化，所主血脉也日日更新，否则会产生疾病。心在五体合脉，它的荣华表现在面色，开窍在舌。

## 肝　说

肝，木脏，魂所藏也。肝者，干也，以其体状有枝干也。又位于东方，而主生气[3]。时医昧其理，反云肝无补法，宜凉，宜伐，只泥木克土之一说，而不知后天八卦配河图[4]之

肝，在五行属木，是藏魂的地方。肝为木脏，它的体型像枝干。位于东方，主春季生发之气。当下的医生不明白这一道理，反说肝脏病不能用补益的方法治疗，而只适合用寒凉攻伐的方法治疗，只知道木克土这一点，而不知后天八卦配河图之象。河图中三八居左，配五行中东方的位置，所以说三八为木，东方是后天八卦中震、巽卦的方位。巽

---

[1]调燮：调和元气，协理阴阳。

[2]祝无功：祝世禄，号无功。明代学者、官员，著有《祝子小言》《尺牍》等书。

[3]主生气：肝与五季中春季相应，春季充满生机，故称主生气。

[4]后天八卦配河图：后天八卦是指周文王所创的八卦；相传伏羲氏王天下之时，黄河中浮出龙马，背负"河图"，献给伏羲，伏羲据此图画出"八卦"，为先天八卦。

象。三八为木[1]，居东，即后天震巽（xùn）之位[2]，巽上坤下则为观。《易》曰：观，天之神道，而四时不忒[3]。上坤下震则为复[4]。《易》曰：复，其见天地之心乎，为义大矣哉。其合筋也，其荣爪也，开窍于目。

上坤下则为观卦。《周易•象传》说：观仰大自然运行的神妙规律，就能理解四季交转毫无差错的道理。上坤下震则为复卦。《周易•象传》说：回复的道理，大概体现着天地生育万物的用心，意义重大啊。肝在五体合筋，它的荣华表现在爪甲，开窍于两目。

## 脾 说

脾为土脏，藏意与智[5]，居心肺之下，故从卑。又脾者，裨（bì）[6]也，裨助胃气以化谷也。经云：纳谷者昌[7]。其在此乎。其合肉也，其荣唇也，开窍于口。

脾，在五行属土，能藏意和智，在心肺的下面，所以从卑。脾，又作裨，有增添、补助的意思。脾能帮助胃消化饮食水谷。经说：脾胃功能良好，能饮能食，人也就健壮。这就是脾的意义。脾在五体合肉，它的荣华表现在唇，开窍在口。

## 肺 说

肺，金脏，魄[8]所藏也。肺者，

肺，在五行属金，是藏魄的地方。肺有"沛"

---

[1] 三八为木：语出《河图洛书》"三八居左"，推衍五行，居左属木，故三八为木。这里指肝木五行配东方，有生发之机，在人体中起着重要作用。

[2] 震巽之位：震，为八卦之一，在天为雷，在方位属东，五行属木；巽，为八卦之一，在天为风，在方位亦属东，这二卦在此指肝。

[3] 观，天之神道，而四时不忒：指观察天之神机运行之道，四时的规律不会变更。

[4] 上坤下震则为复：震属木、坤属土，五行中木为肝、土为脾，此处寓木能疏土、肝脾调和。

[5] 意与智：意，计虑，意念；智，谋略事理。这些活动与脾有关。

[6] 裨：增添，补助。

[7] 纳谷者昌：脾胃功能良好，能饮能食，人也就健壮。

[8] 魄：古指人身中依附形体而显现的精神，以区别于能离开形体的魂。

沛[1]也，中有二十四孔[2]，分布清浊之气，以行于诸脏，使沛然莫御也。《内经》曰：肺恶寒。又曰：形寒饮冷则伤肺，勿只守火克金之一说也。其合皮也，其荣毛也，开窍于鼻。

的意思，含充盛之义。肺统率诸气，肺中气管、动脉、静脉等走行的孔道，分布清浊之气，行于脏腑之间，使得形势盛大不能驾驭。《内经》说：肺恶寒。又说：形体受寒与吃寒冷的饮食能伤肺，不要只固守火克金的这一种说法。肺在五体合皮，它的荣华表现在毫毛，开窍在鼻。

## 肾　说

肾，水脏，藏精与志[3]，华元化[4]谓为性命之根也。又肾者，任也，主骨，而任周身之事，故强弱系之。《甲乙经》曰：肾者，引[5]也，能引气通于骨髓。《厄言》[6]曰：肾者，神[7]也，妙万物而言也。其合骨也，其荣发也，开窍于二阴。

肾，在五行属水，能够藏精和志。华佗称肾为性命之根。肾有"任"的意思，含担任、胜任之义。肾主骨生髓，骨骼是否强健、骨髓是否充盈，皆系于肾。《甲乙经》说：肾气充足，骨髓充盈通达。《医暇厄言》说：肾中精气充足，则能迅速地接受外界信息并作出及时反应，奇妙地使万物变化生成，无形存在有形之中，使万物自然化成。肾在五体合骨，它的荣华表现在头发，开窍在前后二阴。

## 胃　说

胃，属土，脾之腑也，为仓廪之官，五谷之府，故从田[8]。田乃五谷

胃，在五行属土，与脾相表里。胃被称为仓廪之官，能接受和容纳饮食水谷，所以胃的字义从"田"。田地是出产五谷的地方，也是五谷交易

———

[1]沛：形容充盛的样子，比喻肺统率诸气。

[2]中有二十四孔：可能指肺中气管、动脉、静脉等走行的孔道。

[3]藏精与志：藏精指肾有贮存、封藏精气的作用；肾藏志是指人的记忆力或意志活动与肾有关。

[4]华元化：即华佗，东汉名医。

[5]引：肾气充足，引申为骨髓充盈通达。

[6]《厄言》：指《医暇厄言》，属医论类著作，清代程林撰。

[7]神：神灵。指肾中精气充足，则能迅速地接收外界信息，并做出及时反应。

[8]从田：胃字的上半部是田字，故说"从田"。

所出，以为五谷之市也。又胃者，卫也，水谷入胃，游溢[1]精气，上出于肺，畅达四肢，布护周身，足以卫外而为固也。

的地方。此外，胃又有"卫"的意思。胃容纳饮食水谷，流溢布散精气，向上输送到肺，流通畅达于四肢，布散护卫全身，胃气充足则人体抵御外邪和固摄精微的功能强大。

## 膽　说

字从詹[2]，不从旦。胆音檀，乃口脂泽也[3]。与膽不同。今从胆者，乃传袭之讹也。

膽（dǎn），属木，肝之腑也。为中正之官，中清之府[4]，十一经皆取决于膽。人之勇怯邪正，于此詹之，故字从詹。又，膽者，擔也，有膽量方足以擔天下之事。肝主仁，仁者不忍，故从膽断。膽附于肝之短叶间，仁者必有勇也。

膽字从詹，不从旦。胆音檀，古"胆"字解释为口脂之润泽，与"膽"的含义不同。如今写作"胆"字，是传袭的错误造成的。

膽，在五行属木，与肝相表里。胆具有判断事物，做出决断的作用，胆贮存胆汁，与传导糟粕的脏腑不同，比较洁净，十一经取决于胆。人的勇敢怯懦取决于胆，所以"膽"字从"詹"。此外，膽又有"擔"的意思，含担当之义。有胆量才能够担当天下之事。肝主仁义，受到胆主决断功能的影响，所以仁义之人必定勇敢。

## 大肠、小肠说

大肠，传道之官，变化出焉，属金，为肺之腑。小肠，受盛之官，化物出焉，属火，为心之腑。人纳水谷，脾气化而上升，肠则化而下降。盖以

大肠管理输送，能使糟粕变成粪便由此排出，在五行属金，与肺相表里。小肠接受胃初步消化的饮食物，将水谷转化为精微物质，在五行属火，与心相表里。人受纳饮食水谷，由脾气运化而将精微向上输送，肠则将水谷分为精微和糟粕并将后者向下输送。用"肠"来命名，大概是因为它有"畅"

---

[1] 游溢：流溢布散。

[2] 詹：充足。比喻胆汁分泌充足。

[3] 口脂泽也：古"胆"字解释为口脂之润泽，并非脏腑名称。

[4] 中清之府：胆贮存胆汁，与传导糟粕的脏腑不同，比较洁净，故称。

肠者，畅也[1]，所以畅达胃中之气也。肠通畅则为平人，否则病矣。

之义，能够使胃的气机畅达。肠通畅人才能健康，否则就要生病。

## 三焦说

三焦者，上、中、下三焦之气也。焦者，热也，满腔中热气布护，能通调水道也。为心包络之腑，属火。上焦不治，则水泛高源；中焦不治，则水留中脘；下焦不治，则水乱二便。三焦气治，则脉络通而水道利，故曰决渎[2]之官。

三焦，为六腑之一，是上、中、下三焦的合称。焦字有热之意，三焦中充满热气，能使水液运行的通道通畅、调达。三焦与心包络相表里，在五行属火。上焦不治则水泛高原，易发湿疹，泛溢肌表；中焦不治则水留中脘，肚子膨大；下焦不治则水乱二便。三焦主司气机的功能正常，则通调水道的功能良好。所以三焦为疏通水道之官。

## 手心主说

即心包络[3]。

心乃五脏六腑之大主，其包络为君主之外卫，相火代君主而行事也，所以亦有主名。何以系之以手？盖以手厥阴之脉，出属心包；手三阳之脉，散络心包；是手与心主合，故心包络称手心主。五脏加此一脏，实六脏也。

即是心包络。

心为五脏六腑的主宰，心包络包裹心脏，具有保护心脏的作用，并寄相火代替君主行事，所以也有"主"的称呼。怎么与手相关呢？手厥阴心包经从心包发出并隶属于心包，而且手三阳经都联络心包，由此看来，手与心主联系紧密，所以称心包络为手心主。五脏加上此脏，实际是六脏。

［1］畅：通畅，此处指肠的功能以通畅为佳。

［2］决渎：决指疏通，渎指沟渠。

［3］心包络：简称心包，又称"膻中"，是心脏外面的包膜，有保护心脏的作用。

## 膀胱说

膀胱，属水，为肾之腑。经曰：膀胱者，州都之官，津液藏焉，气化则能出矣。言其能得气化，而津液外出，滋润于皮毛也。若水道之专司，则在三焦之腑。故经云：三焦决渎之官，水道出焉。言其热气布护，使水道下出而为溺也。《内经》两出字：一为外出，一为下出。千古罕明其旨，兹特辨之。又膀者，旁也；胱者，光也。言气海之元气足，则津液旁达不穷，而肌腠皮毛皆因以光滑也。

膀胱，在五行属水，与肾相表里。经说：膀胱是水液汇聚的地方，通过气化作用，能够贮藏的津液向外输布而出。指的是膀胱可贮存津液，这些津液经过气化可滋养人体外周皮毛。至于专门通调水道的腑则是三焦。所以《内经》说：三焦疏通水液，主持周身水道。指的是三焦中充满了热气，能使水道通畅，将代谢后的尿液从下面排出。《内经》中的两个"出"字，一个是向外输布而出，一个是向下输布而出。自古至今很少有明白这一意思的，在此特地加以辨别。此外，膀又作"旁"解，胱又作"光"解。指的是气海元气充足，津液就会不断地向外周输布，这样肌腠皮毛都能得到滋养而光滑。

## 命门说

越人[1]指右肾为命门，诸家非之。余考《内经》，太阳根于至阴，结于命门。命门者，目也。《灵枢》"结根篇""卫气篇"、《素问·阴阳离合论》，三说俱同。后读《黄庭经》[2]云：上有黄庭，下有关元。后有幽门，前有命门。方悟其处。凡人受生之初，先天精

扁鹊指右肾为命门，众医家认为这是错误的。我研究《内经》，足太阳膀胱经，起止于足小趾外侧的至阴穴，归结起于命门，即目内眦的睛明穴。《灵枢·根节》《灵枢·卫气》《素问·阴阳离合论》，三篇说法一致。后读《黄庭经》说：上有黄庭，下有关元；后有幽门，前有命门。才悟出其位置。人刚出生时，先天精气汇聚在肚脐下，在关元穴和气海穴之间，女子可以用手摸得到，俗称产门。男子在泄精的时候，自己能够感觉到关口阻碍，这是把守肾的关口，人的致命之处。我

[1]越人：指秦越人，又称扁鹊，战国名医。

[2]《黄庭经》：魏晋时期道教著作，作者不详。

气聚于脐下，当关元、气海之间，其在女者，可以手扪而得，俗名产门。其在男者，于泄精之时，自有关阑知觉，此北门锁钥[1]之司，人之至命处也。又考越人七冲门之说谓：飞门，唇也；户门，齿也；吸门，会厌也；贲门，胃之上口也；幽门，太仓下口也；阑（lán）门，小肠下口也；魄门，肛门也，便溺（niào）由气化而出。又增溺窍为气门。凡称之曰门，皆指出入之处而言也。况身形未生之初，父母交会之际，男之施由此门而出，女之受由此门而入。及胎元既足，复由此门而生。故于八门之外，重之曰命门也。若夫督脉十四椎中，有命门之穴，是指外腧（shù）而言，如五脏六腑腧一理。非谓命门即在此也。

又研究扁鹊关于七冲门的学说：飞门指唇；户门指齿；吸门指会厌；贲门指胃的上口；幽门指太仓下口；阑门指小肠下口；魄门指肛门，排泄物通过气化排出。又增加尿道口为气门。凡称为门，都指出入的地方。况且在受精卵形成之前，父母行房事之时，男子由此门施出，女子由此门受入。到胎儿足月时，也从此门出生。所以在八门之外，非常重视此门，将其称为命门。至于督脉十四椎中的命门穴，是指外腧穴而言，跟五脏六腑腧穴一个道理。而不是说命门就在此处。

# 经　络

## 经络歌诀

汪讱（rèn）庵（ān）[2]《本草备要》后附此，宜熟读之，无庸再著。

汪讱庵《本草备要》后附此，宜熟读，无须再著。

---

[1] 北门锁钥：北方属水，北门即水门，此处指肾；锁钥比喻把守关口。

[2] 汪讱庵：汪昂，字讱庵。清代医家。著有《医方集解》《汤头歌诀》《本草备要》等书。

# 四诊

## 望 色

春夏秋冬长夏时，青黄赤白黑随宜。
左肝右肺形呈颊，心额肾颐<sup>[1]</sup>鼻主脾。
察位须知生者吉，审时若遇克堪悲。
更于黯泽分新旧，隐隐微黄是愈期。

又有辨舌之法。舌上无苔为在表，
鲜红为火，淡白为寒。主无苔言，非谓苔
之淡白也。若有白苔为半表半里，黄苔
为在里，黑苔病入少阴，多死。苔润有
液为寒，苔燥无液为火，舌上无苔如去
油腰子为亡液，不治。

　　本段用望色诗及辨舌说介绍了望面色和望舌苔的方法。

## 闻声僧自性传

肝怒声呼心喜笑，脾为思念发为歌，
肺金忧虑形为哭，肾主呻吟恐亦多。

又法，气衰言微者为虚，气盛言
厉<sup>[2]</sup>者为实，语言首尾不相顾者神昏，
狂言怒骂者实热，痰声辘辘者死，久病
闻呃为胃绝。大抵语言声音以不异于平

　　本段闻声诗及闻声说简要介绍了闻诊中闻声音方面的内容，声音呼、笑、歌、哭、呻与情志怒、喜、思、忧、恐，配属五脏为肝、心、脾、肺、肾。

---

　　[1]颐：腮部，肾病时面色变化主要表现在面颊腮部。
　　[2]厉：烈、猛，指声音洪亮、高亢。

时者吉，反者为凶。

**问症** 出《景岳全书》。张心在<sup>[1]</sup>增润之。

一问寒热二问汗，三问头身四问便，
五问饮食六问胸，七聋八渴俱当辨，
九问旧病十问因，再兼服药参机变，
妇人尤必问经期，迟速闭崩皆可见，
再添片语告儿科，天花麻疹虔<sup>[2]</sup>占验<sup>[3]</sup>。

　　本段大字部分为问症歌诀，小字部分为对歌诀的解释，简要介绍了明代医家张景岳在总结前人问诊要点的基础上编写的十问歌，是初学者问诊的重要参考。

**一问寒热二问汗**，问其寒热多寡，以审阴阳，细辨真假；问其汗之有无，以辨风寒，以别虚实。**三问头身四问便**，问其头痛为邪甚，不痛为正虚，暴眩为风火与痰，渐眩为上虚气陷。问其身之部位以审经络，亦以一身重痛为邪甚，软弱为正虚。问其小便红白多少，大便秘溏、清谷、清水，以辨寒热虚实。**五问饮食六问胸**，问饮食以察其胃气之强弱，问胸者该胃口而言也。浊气上干，则胸满痛为结胸，不痛而胀连心下为痞气。**七聋八渴俱当辨**，问聋者，伤寒以辨其在少阳与厥阴，杂病以聋为重，不聋为轻也。问渴者，以寒热虚实俱有渴。大抵以口中和，索水不欲饮者为寒；口中热，引饮不休者为热，大渴谵语不大便者为实；时欲饮水，饮亦不多，二便通利者为虚。**九问旧病十问因**，问旧病以知其有夙疾与否，问其致病之因以为用药之准。**再兼服药参机**

_____

[1] 张心在：张节，字心在，清代医家，著有《张氏医参》。
[2] 虔：本意为恭敬，诚心诚意；也有学者认为应作"全"字。
[3] 占验：验视，得到应验。

变。表、里、寒、热、补、泻之中自有神机变化之妙。妇
人尤必问经期，迟速闭崩皆可见。妇人以
经为主，问其有无迟速，以探病情，兼察有孕与否。再添
短语告儿科，天花麻疹全占验。小儿欲作
痘疹与外感同，宜辨其手中指、足胫、耳后筋色为据。

# 切 脉

微茫指下最难知，条绪寻来悟治丝。

三部分持成定法，八纲易见是良规。

胃资水谷人根本，土具冲和脉委蛇。

脏气全凭生克验，天时且向逆从窥。

阳为浮数形偏亢，阴则沉迟势更卑。

外感阴来非吉兆，内虚阳现实堪悲。

诸凡偏盛皆成病，忽变非常即弗医。

只此数言占必应，《脉经》铺叙总支离。

本段大字部分为脉诊歌诀，小字部分为对歌诀的解释，主要介绍了脉诊的方法和一般规律。

微茫指下最难知，条绪寻来悟治丝[1]。
旧诀以浮、芤（kōu）、滑、实、弦、紧、洪为
七表，以沉、微、迟、缓、濡、伏、弱、涩为
八里，以长、短、虚、促、结、代、牢、动、
细为九道，李濒湖[2]、李士材[3]加入数、革、
散三脉，共二十七字，实难摸索。必得其头
绪如治丝者，始有条不紊。三部分持成定

---

[1]治丝：整理丝线。这里指脉诊时需要细致入微，条分缕析。

[2]李濒湖：李时珍，号濒湖山人，明代著名医学家，著有《濒湖脉学》《本草纲目》等。

[3]李士材：李中梓，字士材，明末清初医学家，著有《内经知要》等。

法，左寸外以候心，内以候膻中。右寸外以候肺，内以候胸中。左关外以候肝，内以候膈。右关外以候胃，内以候脾。两尺外以候肾，内以候腹。腹者，大小二肠、膀胱俱在其中。前以候前，后以候后。上竟[1]上者，胸喉中事也。下竟下者，小腹、腰股、膝胫中事也。此照《内经》分配之法。**八纲易见是良规。**浮主表，沉主里，二脉于指下轻重辨之，易见也。迟主寒，数主热，二脉以息之至数分之，易见也。大主邪实，细主正虚，二脉以形之阔窄分之，易见也。长主素盛，短主素弱，二脉以部之长短分之，易见也。以此八脉为纲。其余诸脉，辨其兼见可也，置而弗辨亦可也。起四句，总提切脉之大法也。**胃资水谷人根本，**脉属肺而肺受气于胃。**土具冲和**[2]**脉委蛇**[3]。不坚直而和缓也，脉得中土之生气如此，此以察胃气为第一要。**脏气全凭生克验，**审脏气之生克为第二要。如脾病畏弦，木克土也。肺病畏洪，火克金也。反是，则与脏气无害。**天时且向逆从窥。**推天运之顺逆为第三要。如春气属木脉宜弦，夏气属火脉宜洪之类。反是，则与天气不应。**阳为浮数形偏亢，**仲景以浮、大、动、滑、数为阳，凡脉之有力者俱是，**阴则沉迟势更卑。**仲景以沉、涩、弱、弦、

---

[1]竟：包括。

[2]冲和：充实平和。

[3]委蛇：随顺、顺应。

迟为阴，凡脉之无力者皆是。此又提出阴阳二字，以起下四句辨脉病之宜忌，为第四要。**外感阴来非吉兆，**外感之证，脉宜浮洪，而反细弱，则正不胜邪矣，**内虚阳现实堪悲。**脱血之后，脉宜静细，而反洪大，则气亦外脱矣。**诸凡偏盛皆成病，**偏阳而洪大，偏阴而细弱，皆病脉也，**忽变非常即弗医。**旧诀有雀啄、屋漏、鱼翔、虾游、弹石、解索、釜沸七怪之说，总因阴阳离决，忽现出反常之象。**只此数言占必应，《脉经》铺叙总支离。**病之名有万，而脉象不过数十种，且一病而数十种之脉无不可见，何能诊脉而即知为何病耶？脉书欺人之语，最不可听。

# 运　气[1]

## 张飞畴[2]运气不足凭说

谚云：不读五运六气，检遍方书何济。所以稍涉医理者，动以司运[3]为务。曷[4]知"天元纪[5]"等篇，本

谚语说：没读过五运六气，查遍方书又有什么帮助。所以稍微涉及医学理论的人，动不动以五运六气为追求。怎么知道《素问·天元纪大论》等篇，并非《素问》原文，唐代医学家王冰

---

[1] 运气：即五运六气，是中国古代将气象学运用于医学产生的一门学说。

[2] 张飞畴：张倬，字飞畴，清代医学家，著有《伤寒兼证析义》。

[3] 司运：运气学说术语，即主司岁运的五运六气。

[4] 曷：何，怎么。

[5] 天元纪：指《素问·天元纪大论》，有学者认为是唐代医家王冰在其著作《补注黄帝内经素问》中加入的内容，并非《素问》原文。

非《素问》原文，王氏[1]取"阴阳大论"补入经中，后世以为古圣格言，孰敢非之，其实无关于医道也。况论中明言，时有常位，而气无必然，犹谆谆详论者，不过穷究其理而已。纵使胜复有常，而政分南北[2]。四方有高下之殊，四序有非时之化；百步之内，晴雨不同；千里之外，寒暄各异。岂可以一定之法，而测非常之变耶？若熟之以资顾问则可，苟奉为治病之法，则执一不通矣。

取《阴阳大论》篇补入经中，后人以为是古代圣人的格言，谁敢怀疑呢，其实与治病的理论无关。何况《素问·至真要大论》中明确的说，四时有一定的常位，而胜复之气的有无，却不是必然的，仍教诲不倦的详细讨论的目的，不过是要彻底明白其中的道理而已。即使胜气复气是固有的现象，然而运气学说分南北政。四方有高下的不同，四季更迭有不合时宜的变化；百步之内，晴天雨天不同；千里之外，寒暄各有特色。怎么可以用固定的方法来预测没有规律的变化呢？如果熟悉运气而作为参考是可以的，假如信奉为治病的法则，那就拘泥于此而不懂融会贯通了。

---

[1] 王氏：王冰，号启玄子，唐代医学家，著有《补注黄帝内经素问》等。

[2] 政分南北：政，运气学说术语，指天气所布之政。"南北政"，历代医家有不同解释，此处可能以黄道上夏至点和冬至点的分界线为依据划分南北。